Sachin Hiradeve
Lalchand Devhare
Trupti Bobade

Rastreio Fitoquímico e Avaliação Anticancerígena de Adiantum Venustum

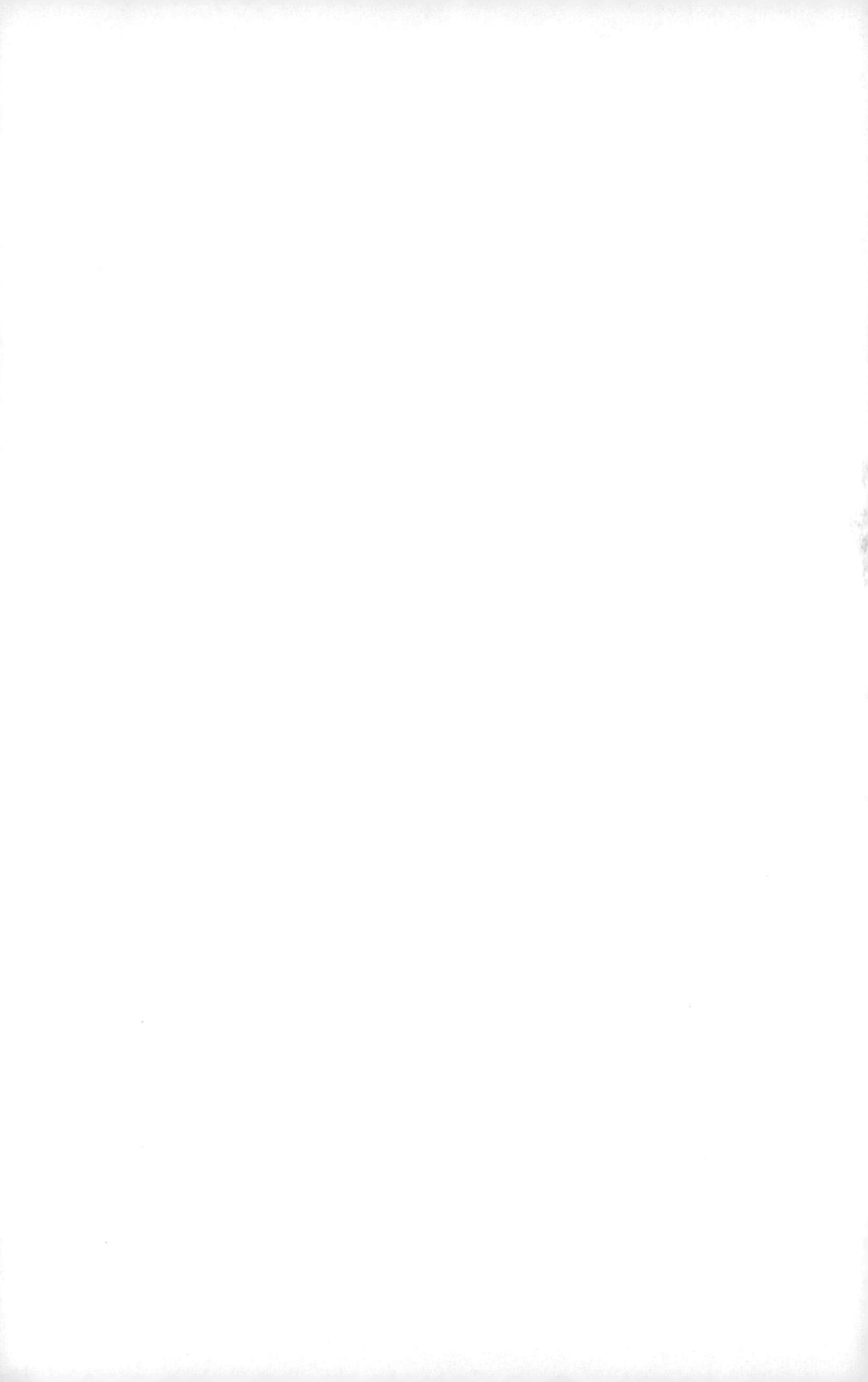

Sachin Hiradeve
Lalchand Devhare
Trupti Bobade

Rastreio Fitoquímico e Avaliação Anticancerígena de Adiantum Venustum

ScienciaScripts

Imprint

Any brand names and product names mentioned in this book are subject to trademark, brand or patent protection and are trademarks or registered trademarks of their respective holders. The use of brand names, product names, common names, trade names, product descriptions etc. even without a particular marking in this work is in no way to be construed to mean that such names may be regarded as unrestricted in respect of trademark and brand protection legislation and could thus be used by anyone.

Cover image: www.ingimage.com

This book is a translation from the original published under ISBN 978-620-2-00915-7.

Publisher:
Sciencia Scripts
is a trademark of
Dodo Books Indian Ocean Ltd. and OmniScriptum S.R.L publishing group

120 High Road, East Finchley, London, N2 9ED, United Kingdom
Str. Armeneasca 28/1, office 1, Chisinau MD-2012, Republic of Moldova, Europe
Printed at: see last page
ISBN: 978-620-7-72080-4

ÍNDICE DE CONTEÚDOS

RECONHECIMENTO

Aproveito esta oportunidade com orgulho e enorme gratificação para expressar o sentimento de agradecimento e gratidão a todas as pessoas que me apoiaram direta ou indiretamente ao longo da concretização deste trabalho de investigação à sua magnitude.

Desejo apresentar os meus profundos cumprimentos e sinceros agradecimentos com grande prazer ao meu orientador, Sr. P. Sivakumar, M. pharm., Ph.D., Professor Assistente, Departamento de Química Farmacêutica, pela sua orientação na realização do meu trabalho de projeto.

Expresso os meus sinceros agradecimentos ao nosso querido Diretor, Dr. P. Perumal, M. Pharm., Ph.D., AIC, Chefe do Departamento de Química Farmacêutica, pelo seu apoio indispensável que me permitiu concluir esta tarefa com grande sucesso.

Os meus sinceros agradecimentos ao nosso Vice-Diretor Dr. R. Sambathkumar, M. Pharm., Ph.D., Departamento de Farmácia, que me ajudou imenso na realização de trabalhos farmacológicos.

É com orgulho que dedico os meus mais humildes cumprimentos e o meu profundo sentimento de gratidão e agradecimento ao falecido Shree. J.K.K. NATARAJA CHETTIAR, fundador do nosso colégio. Os meus sinceros agradecimentos e respeitosos cumprimentos ao nosso querido correspondente Tmt. N. Sendamaraai, pela ajuda durante os meus cursos de pós-graduação, emprestando-me todas as facilidades necessárias. Os meus sinceros agradecimentos ao Dr. K. Sengodan, M.B.B.S., funcionário administrativo, por nos ter disponibilizado as instalações a tempo.

Expresso os meus sinceros agradecimentos ao Sr. M. VIJAYABASKARAN M.Pharm,. Ph.D., Professor Assistente, Sr. D. Boopthy M.Pharm Departamento de Química Farmacêutica, pela sua valiosa sugestão e inspiração.

Os meus sinceros agradecimentos à Sra. R. Senthil Selvi, M.Pharm., Ph.D.,

Directora do Departamento de Farmácia e ao Sr. N. Venkateswaramoorthy, M.Pharm., Professor Assistente do Departamento de Farmácia, pela sua preciosa ajuda durante o meu projeto.

I. 1 INTRODUÇÃO

Nas últimas décadas, foi realizado um trabalho substancial no domínio dos produtos naturais com importância farmacêutica. Em nenhum outro momento da história da humanidade o progresso foi tão rápido e tão significativo como o alcançado no último quarto de século na nossa compreensão das plantas e dos seus constituintes. O desenvolvimento da ciência dos fitofármacos e as esperanças de remédios para doenças crónicas geraram um novo entusiasmo nos investigadores para desenvolver medicamentos à base de plantas. Foi feito um trabalho considerável para estudar as potencialidades dos medicamentos à base de plantas e a ciência moderna aceitou o potencial do reino vegetal como fonte de novos constituintes biodinâmicos. O laborioso trabalho de investigação que tem sido efectuado em muitos institutos de investigação em diferentes partes do mundo trouxe à luz do dia os méritos e as qualidades de vários medicamentos à base de plantas. Os produtos vegetais naturais servem frequentemente de modelos ou modelos químicos para a conceção e síntese total de novas entidades medicamentosas[1].

O potencial terapêutico dos medicamentos à base de plantas vai desde partes de plantas, passando por extractos simples, até ao isolamento de constituintes activos. Nas últimas décadas, tem havido um ressurgimento do interesse nas plantas e nos produtos derivados das plantas como fonte de medicamentos. Os produtos à base de plantas têm desempenhado um papel importante na cura de diferentes doenças humanas. Alguns destes medicamentos são conhecidos e estão a ser utilizados pelo homem há muitos séculos, enquanto outros ainda estão a ser isolados e avaliados. No que respeita aos produtos naturais, os mais importantes e terapêuticos são as plantas medicinais. Os medicamentos à base de plantas tornaram-se um dos totens nesta era da fisioterapia. As plantas medicinais têm um enorme potencial comercial em todo o mundo. Juntamente com o interesse crescente pelos medicamentos à base de plantas, tem havido uma explosão na quantidade de literatura sobre o assunto e o controlo de qualidade é essencial a este respeito em todo o mundo[2] .

Os produtos naturais, incluindo plantas, animais e minerais, têm sido a base do tratamento das doenças humanas. A história dos medicamentos remonta praticamente à existência da civilização humana. A medicina moderna atualmente aceite, ou alopatia, desenvolveu-se gradualmente ao longo dos anos graças aos esforços científicos e de observação dos cientistas. No entanto, a base do seu desenvolvimento continua enraizada na medicina e nas terapias tradicionais. A história da medicina inclui muitas terapias. No entanto, a sabedoria antiga tem sido a base da medicina moderna e continuará a ser uma fonte importante da medicina e da terapêutica futuras. O futuro da descoberta de medicamentos à base de produtos naturais será mais holístico, personalizado e envolverá a utilização sensata de competências terapêuticas antigas e modernas de forma complementar, de modo a que os doentes e a comunidade possam beneficiar ao máximo[3] .

I. 2 MEDICAMENTOS À BASE DE PLANTAS : Definição e descrição

Nas últimas décadas, tem-se registado um crescimento exponencial no campo da medicina herbal. Está a popularizar-se nos países em desenvolvimento e nos países desenvolvidos devido à sua origem natural e aos seus menores efeitos secundários. Antigamente, os *Vaidya tratavam os* doentes individualmente e preparavam os medicamentos de acordo com as necessidades do doente. Mas o cenário mudou agora; os medicamentos à base de plantas estão a ser fabricados em grande escala em unidades mecânicas, onde o fabricante se depara com muitos problemas, tais como a disponibilidade de matéria-prima de boa qualidade, a autenticação da matéria-prima, a disponibilidade de normas, a metodologia adequada de normalização de medicamentos individuais e de formulação, parâmetros de controlo de qualidade, etc.[7] .

Em rigor, um medicamento à base de plantas é aquele cuja atividade terapêutica principal depende das plantas ou dos metabolitos fúngicos que contém e não é definível em termos do sistema de medicina específico em que é utilizado. Assim, do ponto de vista farmacognóstico, o estudo dos medicamentos à base de plantas difere pouco do das plantas medicinais alopáticas. É também importante distinguir entre os medicamentos dispensados por um ervanário qualificado em resultado de uma consulta e os medicamentos à base de plantas livremente disponíveis ao público para auto-medicação nos pontos de venda[4].

Muitas vezes designados por medicamentos à base de plantas; remédios à base de plantas ou produtos à base de plantas e também conhecidos por fitomedicamentos e agentes fitoterapêuticos. Os medicamentos à base de plantas (HMP) foram definidos como "Quaisquer medicamentos que contenham como substâncias activas uma ou mais substâncias derivadas de plantas ou uma ou mais preparações à base de plantas, ou uma ou mais substâncias derivadas de plantas em associação com uma ou mais preparações à base de plantas". Isto significa simplesmente que os medicamentos à base de plantas contêm apenas ervas como ingredientes activos. Os medicamentos à base de plantas são misturas complexas que, normalmente, incluem pelo menos cerca de 50 componentes químicos, embora a maioria contenha muitos mais. Para a maioria destas misturas, os constituintes activos são, atualmente, desconhecidos. Assim, os medicamentos à base de plantas também podem ser definidos como "drogas brutas de origem vegetal utilizadas para o tratamento de estados de doença, muitas vezes de natureza crónica, ou para atingir ou manter um estado de saúde melhorado".

Um dos princípios básicos da medicina herbal é que ocorre uma interação entre diferentes constituintes, aumentando a atividade ou a probabilidade de efeitos adversos. Essa interação pode ser aditiva ou verdadeiramente sinérgica, na medida em que os compostos interagem para produzir um efeito maior do que a soma da contribuição individual de cada um. Embora seja difícil de estabelecer, a verdadeira sinergia entre os constituintes das plantas medicinais foi documentada experimentalmente. No entanto, se puder ocorrer uma interação aditiva ou sinérgica, não se pode excluir que também possa ocorrer uma interação negativa entre os constituintes à base de plantas.

No Reino Unido, os medicamentos à base de plantas são geralmente considerados pelos doentes, pelo público, pelos meios de comunicação social e por muitos outros grupos como medicamentos "complementares" ou "alternativos". No entanto, existe a opinião de que os medicamentos à base de plantas com atividade farmacológica e eficácia clínica documentadas coexistem com os medicamentos convencionais e alguns, como as preparações de senna, são medicamentos convencionais[6][8].

Importância das terapias à base de plantas

Os medicamentos à base de plantas são preparados a partir de uma variedade de materiais vegetais, tais como folhas, caule, raízes, cascas, etc. Geralmente contêm muitos ingredientes biologicamente activos e são utilizados principalmente para tratar doenças ligeiras e crónicas. As ervas podem ser preparadas em casa de várias formas, utilizando ingradientes frescos ou secos. Chás de ervas e infusões e decocção para fazer xaropes. Os remédios à base de plantas também podem ser comprados sob a forma de comprimidos, cápsulas ou pó, ou sob a forma líquida mais concentrada, designada por extrato ou tintura. Podem ser aplicadas topicamente sob a forma de cremes ou pomadas, embebidas em panos e utilizadas como compressas ou aplicadas diretamente na pele sob a forma de cataplasmas. Algumas ervas podem ser tóxicas ou cancerígenas, pelo que todas as ervas devem ser utilizadas sob a orientação de um profissional de saúde familiarizado com as ervas medicinais.

As plantas são consideradas medicinais se possuírem actividades farmacológicas de possível utilização terapêutica. Estas actividades são muitas vezes conhecidas por milénios de tentativas e erros, mas têm de ser cuidadosamente investigadas se quisermos desenvolver novos medicamentos que satisfaçam os critérios do tratamento moderno. Os objectivos da investigação neste domínio são especialmente

• A identificação do princípio ativo das plantas medicinais e a investigação do extrato, a fim de garantir que são seguros, eficazes e de atividade constante.

• O isolamento destes princípios activos e a determinação da sua estrutura, para que possam ser sintetizados, modificados estruturalmente ou simplesmente extraídos de forma mais eficaz.[2]

Na última década, assistiu-se a um ressurgimento dramático do interesse pelo sistema alternativo de medicina, nomeadamente a Ayurveda, não só na Índia mas em todo o mundo. O renascimento do interesse pelas preparações tradicionais nos países desenvolvidos baseia-se em diversas razões e tem muitas facetas. Para o doente e o médico, a insatisfação com a medicina moderna é um fator de importância primordial. O advento dos medicamentos sintéticos (corticosteróides, anti-inflamatórios não esteróides e antibióticos, para citar alguns) da era moderna acrescentou uma série de armas ao arsenal terapêutico. O doente e o médico aperceberam-se, no entanto, de que se trata de armas poderosas mas potencialmente perigosas. A elevada incidência do efeito secundário associado ao uso destes medicamentos resulta invariavelmente em tentativas de corrigir o efeito secundário através da prescrição de mais alguns medicamentos, aumentando os riscos e os custos. A abordagem reducionista da medicina moderna, que consiste em tratar os sintomas ou tratar um achado revelado por investigações de alta tecnologia e de elevado custo, em oposição à abordagem holística da medicina tradicional, tem afastado os doentes da segurança e, por conseguinte, das modalidades alternativas de tratamento desta última. O interesse renovado pela medicina tradicional em muitos países resulta também do desejo de ser autossuficiente em matéria de cuidados de saúde ou de minimizar as importações de produtos que só podem ser adquiridos com valiosas receitas em divisas. Também os processos sintéticos, para os quais um químico necessita de um grau de calor e de pressão extremamente elevado, estão a ser tranquilamente realizados pela natureza nas plantas em condições normais de temperatura e pressão. O químico sintetizou alcalóides como a quinina após um trabalho intensivo que se estendeu por mais de meio século, enquanto a planta cinchona faz isso sem dificuldade todos os dias[9,10].

Figura: Ilustra o desenvolvimento esquemático de um "fármaco" a partir de uma "planta medicinal" que pode servir de guia frutuoso para vários estudos fitoquímicos:

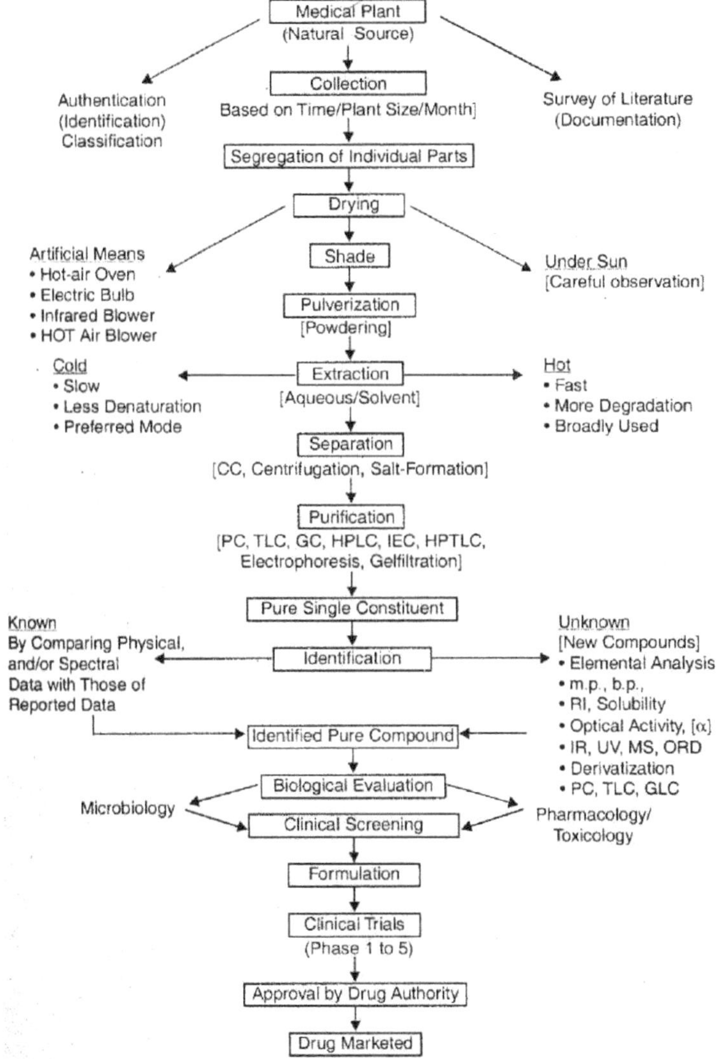

Fig. 1 Esquema do desenvolvimento de um "medicamento" a partir de uma "planta medicinal"[11]

I.3 CÂNCER

O cancro é um termo geral aplicado a uma série de doenças malignas que podem afetar muitas partes diferentes do corpo. Estas doenças caracterizam-se pela formação rápida e descontrolada de células anormais que se podem juntar para formar um tumor ou proliferar por todo o corpo. Se o processo não for travado, pode progredir até causar a morte do organismo. O cancro é comum em todos os animais superiores, e as plantas também desenvolvem um crescimento semelhante ao cancro. A seguir às doenças cardíacas, o cancro é a principal causa de morte da humanidade. O cancro é basicamente uma doença das células caracterizada pela perda do crescimento, maturação e multiplicação celulares normais, o que provoca uma perturbação da homeostase.[4, 12]

Principais características do cancro

- Crescimento excessivo de células, geralmente sob a forma de tumor.

- Invasividade, ou seja, a capacidade de crescer nos tecidos circundantes.

- Células ou tecidos indiferenciados.

- A capacidade de metastizar ou espalhar-se para novos locais e estabelecer um novo crescimento;

- Um tipo de hereditariedade adquirida em que a descendência das células cancerosas também mantém a propriedade cancerosa.

- Uma alteração do metabolismo celular no sentido de aumentar a produção de macromoléculas a partir de nucleósidos e aminoácidos, com um aumento do catabolismo dos hidratos de carbono para energia celular. Este comportamento das células cancerosas conduz a doenças no hospedeiro devido a : -

  - Efeito de pressão devido ao crescimento local do tumor;

  - Destruição do órgão afetado pelo crescimento primário;

  - Efeito sistémico como resultado de um novo crescimento.[12]

Causas do cancro

Muitos factores estão implicados na causa do cancro. Estes factores são enumerados como

- Exposição a hidrocarbonetos cancerígenos ou a radiações excessivas.

- Factores hereditários: A "síndrome familiar do cancro" foi descrita por Lynch *et al.* Os factores hereditários envolvidos na causa do cancro são: anomalias cromossómicas, enzimas, sistema de defesa imunitário, desequilíbrios hormonais, etc.

- Factores culturais: os factores culturais desempenham um papel preponderante, estando na origem de cerca de 70% de todos os cancros. Os mais importantes são: dieta, tabagismo, consumo de álcool e hábitos sexuais.

- Factores profissionais: Estes factores são as radiações ionizantes, os produtos químicos e outras substâncias, por exemplo, o alcatrão de carvão, o gás mostarda, o crómio, a hematite, o níquel e o amianto, que podem provocar cancro do pulmão nos trabalhadores de fábricas de produtos químicos, de isolamentos e de gás.

- Vírus: Embora se saiba que os vírus causam cancro nos animais, o seu papel no cancro humano ainda não foi provado.[13]

Ciclo celular

A multiplicação celular implica a passagem da célula por um ciclo celular. As várias fases do ciclo celular são caracterizadas como :

1. O intervalo entre a divisão celular e o início da síntese de ADN, conhecido como fase pré-sintética G1.

2. Após a mitose, algumas das células filhas passam para uma fase de repouso ou fase não proliferativa G0; e não voltam a entrar imediatamente na fase G1 do ciclo celular. Podem entrar na fase G1 mais tarde.

3. Fase de síntese do ADN (S).

4. Segue-se a fase pré-mitótica ou pós-sintética (G2). Nesta fase tem lugar a síntese de ARN e de proteínas.

5. Falhas na fase mitótica (M).[12]

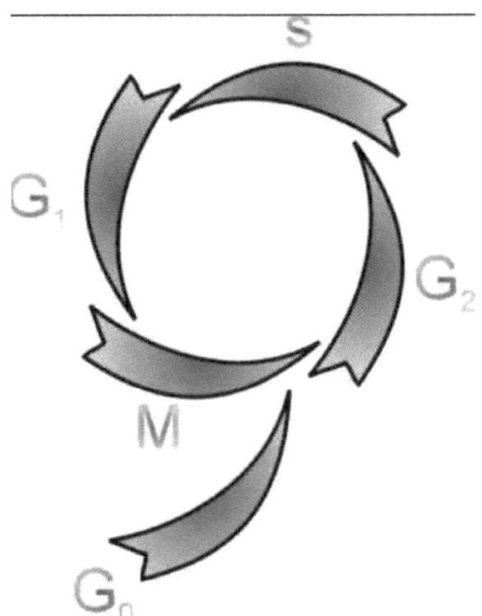

Fig: 2 : Fases do ciclo celular

Quimioterapia contra o cancro

A quimioterapia da doença neoplásica tem-se tornado cada vez mais importante nos últimos anos. Uma indicação desta importância é o estabelecimento de uma especialidade médica em oncologia, na qual o médico pratica vários protocolos de terapia adjuvante. Atualmente, a maioria dos doentes com cancro recebe alguma forma de quimioterapia, mesmo que, em muitos casos, seja meramente paliativa. A toxicidade relativamente elevada da maioria dos fármacos anticancerígenos levou ao desenvolvimento de fármacos suplementares que podem aliviar estes efeitos tóxicos ou estimular o crescimento de células normais esgotadas. Há várias razões pelas quais o cancro é mais difícil de curar do que as infecções bacterianas. Uma delas é o facto de existirem diferenças qualitativas entre as células humanas e as bacterianas. Por exemplo, as células bacterianas têm paredes celulares distintas e os seus ribossomas são diferentes dos das células humanas. Em contrapartida, as diferenças entre células humanas normais e neoplásicas são maioritariamente quantitativas. Outra diferença é que o mecanismo imunitário e outras defesas do hospedeiro são muito importantes para matar as bactérias e outras células estranhas, ao passo que desempenham um papel menos importante na morte das células cancerosas.[14]

As plantas como fonte de agentes anticancerígenos

As plantas têm uma longa história de utilização no tratamento do cancro. As plantas têm desempenhado um papel importante como fonte de agentes anticancerígenos eficazes, sendo significativo que mais de 60% dos agentes anticancerígenos atualmente utilizados sejam derivados, de uma forma ou de outra, de fontes naturais, incluindo plantas, organismos marinhos e microrganismos.[15] A procura de agentes anticancerígenos de origem vegetal começou na década de 1950 com a descoberta e o desenvolvimento dos alcalóides da Vinca, a vinblastina e a vincristina, e o isolamento das podofilotoxinas citotóxicas. Em consequência, o Instituto Nacional do Cancro dos Estados Unidos (NCI) iniciou, em 1960, um vasto programa de recolha de plantas, o que levou à descoberta de muitos quimiotipos novos com uma série de actividades citotóxicas.

As plantas têm sido a principal fonte de medicamentos convencionais altamente eficazes para o tratamento de muitas formas de cancro e, embora os compostos reais isolados da planta possam frequentemente não servir como medicamentos, fornecem pistas para o desenvolvimento de potenciais novos agentes. Com o desenvolvimento de novas tecnologias, alguns dos agentes que falharam em estudos clínicos anteriores estão agora a despertar um interesse renovado. A capacidade de ligar os agentes a moléculas transportadoras dirigidas a tumores específicos é promissora para direcionar eficazmente os produtos naturais altamente citotóxicos para os tumores, evitando os seus efeitos secundários tóxicos nos tecidos normais saudáveis. Com a rápida identificação de novas proteínas com efeitos reguladores significativos na progressão do ciclo celular dos tumores e a sua conversão em alvos para um rastreio de elevado rendimento, as moléculas isoladas de plantas e de outros organismos naturais estão a revelar-se uma fonte importante de novos inibidores da ação destas proteínas-chave e têm potencial para serem desenvolvidas como agentes anticancerígenos selectivos.[15]

Inibição de alvos do ciclo celular e descoberta de medicamentos anticancerígenos

A atividade de muitos dos fármacos atualmente utilizados na quimioterapia do cancro pode provavelmente ser atribuída à inibição da síntese de ácidos nucleicos, mas o mecanismo de ação é muito diferente. Alguns compostos são inibidores da mitose, por exemplo, a colchicina, a podofilotoxina, a vincristina e a maytansina, e actuam ligando-se à proteína tubulina no fuso mitótico, impedindo a polimerização e a montagem em microtúbulos e, após a divisão celular, os microtúbulos voltam a transformar-se em tubulina.

Embora a podofilotoxina seja um ligante da tubulina, é intrigante que os fármacos anticancerígenos semissintéticos etoposido e teniposido dela derivados tenham um modo de ação diferente. Estes fármacos inibem a síntese e a replicação do ADN através da enzima topoisomerase II. Os derivados da camptotecina, o topotecano e o irinotecano, que exercem a sua ação citotóxica através da inibição do sistema da topoisomerase I. A topoisomerase é um complexo enzimático fundamental envolvido na replicação do ADN pela sua capacidade de quebrar e voltar a selar as cadeias de ADN.

Com a identificação de um número crescente de alvos moleculares associados a cancros específicos, o rastreio de elevado rendimento de compostos contra uma série desses alvos constitui agora a base da descoberta de medicamentos anticancerígenos. Exemplos disso são as cinases dependentes da ciclina, que, juntamente com os seus parâmetros de ciclina, desempenham um papel fundamental na regulação da progressão do ciclo celular, e a inibição da sua atividade atrasa ou interrompe a progressão em fases específicas do ciclo celular. São mais de 2000 cinases assim identificadas para estudos genómicos e todas têm um sítio comum, a posição onde se liga o ATP, ou seja, a fonte de fosfato que é doada. Os flavonóides moderadamente antitumorais, a quercetina, são um exemplo precoce da classe de compostos de produtos naturais que acabaram por conduzir aos inibidores da Cdk. Este flavonoide assemelha-se a um mimetizador de ATP, em que o sistema de anéis de cromonas bicíclicas planas é um isóstomo de adenina. A quercetina exerce o seu efeito antitumoral através do bloqueio da progressão do ciclo celular na interface G0/G1, consistente com a inibição da quinase dependente da ciclina.[4,15]

O taxol é um diterpeno altamente derivado que ocorre naturalmente e pertence ao grupo de compostos taxano presentes no género taxus da família taxaceae. Foi registado que um derivado do taxol-taxofere tem uma melhor biodisponibilidade e propriedades farmacológicas. O bio-alvo do taxol é o microtúbulo responsável pela formação do fuso mitótico necessário à divisão celular, o que provoca efeitos prejudiciais que levam ao bloqueio do ciclo celular.[16]

I. 4 ANTIOXIDANTES

As células do corpo humano utilizam o oxigénio para decompor os hidratos de carbono, as proteínas e as gorduras que lhes dão energia. As células metabolicamente activas produzem subprodutos denominados radicais livres. Estes são átomos ou grupos de átomos ou grupos de átomos que têm pelo menos um eletrão não emparelhado, o que os torna altamente reactivos. Promovem a oxidação benéfica que produz energia e mata os invasores bacterianos. Se os radicais livres se encontram em níveis razoáveis, o corpo humano produz enzimas para os combater e uma atividade útil do sistema imunitário e das células antibacterianas.[17]

É sabido que as espécies reactivas de oxigénio (ROS) estão envolvidas em muitas doenças patológicas, como a aterosclerose e doenças cardiovasculares relacionadas, a diabetes e o cancro. As espécies reactivas de oxigénio, geradas *in vivo* principalmente por neutrófilos, macrófagos e pelo sistema xantina-oxidase, parecem ser responsáveis por estas doenças ao induzirem a peroxidação lipídica através de um processo de reação em cadeia. A maioria das espécies vivas possui sistemas de proteção contra o stress oxidativo e os efeitos tóxicos das ROS. Vários estudos demonstraram que as propriedades antioxidantes dos compostos vegetais podem estar correlacionadas com a defesa contra o stress oxidativo. Assim, os compostos antioxidantes podem ser utilizados para contrariar os danos oxidativos, reagindo com os radicais livres, quelando metais catalíticos livres e actuando também como sequestradores de oxigénio.[18,19]

Os antioxidantes são compostos que actuam como inibidores do processo oxidativo. São em número bastante elevado e de natureza diversa, opondo-se ao processo de oxidação, em grande parte através da neutralização dos radicais livres. Os antioxidantes, em concentrações relativamente pequenas, têm o potencial de inibir as reacções em cadeia dos oxidantes. Os antioxidantes são também de extrema importância na formulação farmacêutica porque existem inúmeros agentes medicinais que possuem diversas funções químicas e que são conhecidos por sofrerem decomposição oxidativa.

Os antioxidantes enzimaticamente potenciais conhecidos são a superóxido dismutase, a glutationa peroxidase, a catalase e as peroxidases.

Na categoria não enzimática, alguns dos antioxidantes conhecidos e documentados são a vitamina C, a vitamina E, a vitamina A, os carotenóides B, o ácido úrico, a ubriquinona e compostos sintéticos como a melatonina, a dihidroepiandrosterona (DHEA), etc. Alguns dos produtos ou extractos vegetais, como o extrato de Ginkgo biloba, a spirulina, várias especiarias, como o extrato de alho e cebola, curcuma, pimento, pimenta preta, amla, tomate, goiaba, melancia e bebidas à base de chá, também foram considerados antioxidantes de categoria não enzimática.[20]

Defesa antioxidante

Antioxidante significa "contra a oxidação". Os antioxidantes protegem os lípidos da peroxidação por radicais. Os antioxidantes são eficazes porque estão dispostos a ceder os seus próprios electrões aos radicais livres. Quando um radical livre ganha o eletrão de um antioxidante, deixa de ter necessidade de atacar a célula e a reação em cadeia da oxidação é interrompida. Depois de doar um eletrão, um antioxidante torna-se um radical livre por definição. Os antioxidantes neste estado não são prejudiciais porque têm a capacidade de acomodar o sistema de defesa antioxidante. Os antioxidantes são fabricados dentro do corpo e também podem ser extraídos dos alimentos que os humanos consomem, como frutas, vegetais, sementes, nozes, carnes e óleo. Existem duas linhas de defesa antioxidante dentro da célula. A primeira linha, encontrada na membrana celular lipossolúvel, consiste em vitamina E, в-caroteno e coenzima.

Os antioxidantes tendem a reduzir a formação de radicais livres e a eliminar os radicais livres. Apesar do facto de os seres humanos terem evoluído com um sistema antioxidante para se protegerem contra os radicais livres, que podem ser endógenos ou exógenos, alguns ROS ainda escapam em quantidades suficientes para causar danos. Por conseguinte, os antioxidantes exógenos que eliminam os radicais livres, especialmente os provenientes de fontes naturais relativamente inofensivas, desempenham um papel importante nas doenças cardiovasculares, no envelhecimento, no cancro e nas doenças inflamatórias, bem como na melhoria da toxicidade induzida por medicamentos. Este facto acelerou a procura de potenciais antioxidantes a partir de plantas medicinais tradicionais.[20,21]

O corpo humano, embora produza continuamente radicais livres, possui vários sistemas de defesa (ver Quadro 1), que são constituídos por enzimas e sequestradores de radicais.

Tabela: 1: Diferentes tipos de radicais livres e o seu sistema de defesa

S.N.	Types of Free Radicals or Oxidants	Defense System
1	Superoxide anion (O_2)	Superoxide dismutases
2	Hydroxyl radical ($\overline{O}H$)	(SOD), Mn-SOD, Cu, Zn(SOD)
3	Peroxy radical ($RO\overline{O}$)	Tocopherol, Ubiquinone
4	Singlet oxygen ($\overline{O}_2$)	Carotenoids
5	Hydrogen peroxides (H_2O_2)	Catalase, Se glutathione peroxide (GPx)
6	Hydroperoxides ($RO\overline{O}$)	Se glutathione peroxidase (GPx), Glutathione reductase (GR)
7	Transition metals (Fe^{++}, Cu^{+})	Chelators

Papel dos antioxidantes na terapia do cancro

Uma vez que as espécies reactivas de oxigénio (ERO) desempenham um papel importante na carcinogénese, os antioxidantes ou os sequestradores de radicais livres podem funcionar como inibidores tanto na fase de iniciação como na fase de promoção, propagação ou transformação da promoção do tumor ou da carcinogénese e proteger as células contra os danos oxidativos, contrariar a imobilização e a transformação das células.

Atualmente, os oncologistas nutricionais estão a tentar identificar os factores dietéticos naturais que contêm antioxidantes, que são ou podem ser anticancerígenos. A identificação e caraterização destes anticarcinogénios na alimentação pode conduzir a novas estratégias para reduzir o risco de cancro humano. Qualquer composto que possa bloquear a etapa de ativação metabólica, eliminar os intermediários reactivos ou melhorar a desintoxicação seria um potencial agente quimiopreventivo. A abordagem dietética para a prevenção do cancro é económica e eficaz em termos de custos. Alguns dos protocolos quimiopreventivos de suplementos vitamínicos e minerais são promissores, mas outros parecem ser prejudiciais ou ainda não demonstraram benefícios claros. Por conseguinte, parece razoável consumir muitos frutos e legumes ricos em antioxidantes. Os factores dietéticos agora referidos como "quimiopreventivos" encontram-se em todos os tipos de alimentos e pertencem a muitas classes de produtos químicos.

A dieta humana contém uma mistura complexa de fenóis e estes fenóis estão amplamente distribuídos no reino vegetal e parecem ser substâncias que previnem o cancro devido à sua forte atividade antioxidante e ao seu poder de eliminação dos radicais livres. Também os alimentos ricos em aminoácidos têm sido utilizados como fonte para descobrir novos compostos com propriedades antimicrobianas e anticancerígenas. A N-acetilcisteína é atualmente considerada um dos mais promissores agentes quimiopreventivos do cancro de segunda geração.

Os antioxidantes dietéticos e endógenos previnem os danos celulares reagindo com os radicais livres oxidantes e eliminando-os. No entanto, no tratamento do cancro, um modo de ação de certos agentes quimioterapêuticos envolve a geração de radicais livres para causar danos celulares e necrose de células malignas. Assim, surgiu logicamente a preocupação de saber se os compostos antioxidantes exógenos tomados em simultâneo durante a quimioterapia poderiam reduzir o efeito benéfico da quimioterapia nas células malignas. A importância desta preocupação é sublinhada por um estudo recente que estima que 23% dos doentes com cancro tomam antioxidantes. O estudo da utilização de antioxidantes no tratamento do cancro é uma área em rápida evolução. Os antioxidantes têm sido amplamente estudados pela sua capacidade de prevenir o cancro nos seres humanos.[21,22]

II. REVISÃO DA LITERATURA

o Chopra *et al.*, relataram o isolamento e a caraterização de dois novos triterpenos, adiantutirucallene B e adiantulanostene de *Adiantum venustum* .2

o Chopra *et al.*, relataram um novo éter triterpénico lanostano, lanost
- 20 (22) - en - 3, 19 - éter, denominado éter adiantulanosteno, foi isolado de *Adiantum venustum.*[24]

o Alam *et al.*, relataram os estudos fitoquímicos sobre as partes aéreas de *Adiantium venustum* que resultaram no isolamento de triterpenos do tipo normetílico pentaeyclico e lanostano.[25]

o Chopra *et al.*, relataram que um novo triterpeno triucaleno, adiantutirucaleno A, foi isolado das partes aéreas da samambaia *Adiantum venustum.*[26]

o Banerjee *et al.*, provaram o isolamento de um novo triterpeno de *Adiantum venustum*[27]

o Rangaswami *et al.*, relataram o exame químico do produto de extração sucessiva de *Adian tum venustum*[2]

o Zaman *et al.*, relataram o isolamento de um novo cetol não triterpenóide de espécies de *Adiantum.*[29]

o Alam *et al.*, relataram o isolamento do triterpeno do tipo normethyl lupine, um normethyl oleanane - type e lanostane - type.[30]

o Chopra *et al.*, relataram um novo éter triterpénico lanostano, lanost
- O éter 20 (22) - en - 3, 19 -, denominado éter adiantulanosteno, foi isolado de *adiantum venustum.*[31]

III. INFORMAÇÕES BOTÂNICAS DA PLANTA

Adiantum venustum Don

(Família: Adiantaceae)

Nome Tamil:	Mayir sikki
Bombaim:	Mubarak
Hindi:	Hansraj, Kalijhanp, Kalijhant
Sânscrito :	Hansapadi
Urdu:	Mobarakha, Pérsia ushan
Inglês :	Azenha preta

Descrição

Frondes 3-4 pinadas; pínulas firmes, membranáceas, cartáceas, glabras e ligeiramente glaucas por baixo, pouco pecioladas, obviadas, cuneadas, raramente subrremolhadas, acuminadas, estriadas, com a margem superior arredondada, quase nunca ou apenas ligeiramente com 2 ou 3 lóbulos, finamente dentadas, serrilhadas; lóbulos férteis com 2, raramente 3 entalhes, cada entalhe com um sorus bastante grande na base; involucros reniformes - cordados - sub-membranáceos; estipes e ráquis delgados em toda a parte ebena - brilhantes, glabros.

Distribuição :

A *Adiantum venustum* Don (família: Adiantaceae) está amplamente disponível no sul da Índia, especialmente nas colinas de Kolli, Tamilnadu, N. E. Himalaias, 3000-10000 pés, Afeganistão.[32]

Utilizações

Estas plantas são populares pela sua capacidade de tratamento expetorante, diurético, purgativo, inflamações, doenças do peito, constipações, dores de cabeça e cancro, etc. As folhas são ligeiramente amargas; resolvente, desobstruente, emenagogo, purgativo, útil na biliosidade, humores fleumáticos, inflamações, doenças do peito, oftalmia, hidrofobia, tumores, constipações, dores de cabeça. Aplica-se o óleo nas hemorróidas, nas glândulas tuberculosas e nas feridas, e também para fazer sair um espinho que penetrou no corpo (yunani). Possui propriedades adstringentes e aromáticas, é emético em grandes doses, é tónico, febrífugo e expetorante. Na chumba, é triturada e aplicada em nódoas negras, etc. e a planta parece fornecer no Punjab a maior parte do hansaraj oficial, que é administrado como anódino na bronquite e é considerado diurético e emenagogo.

A planta é muito útil como tónico suave, especialmente durante a convalescença da febre. Um banho de vapor medicado com uma decocção desta planta é considerado útil na febre. É resolvente e também utilizado para evitar a queda do cabelo.[33,34].

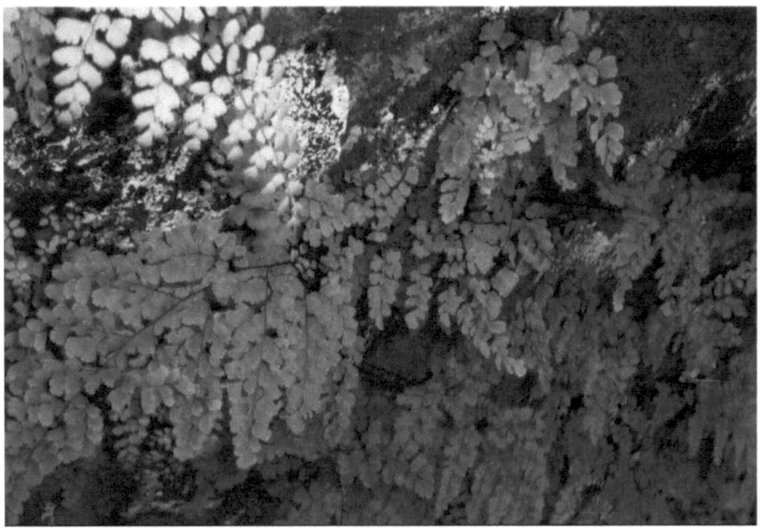

Fig 3: Imagem da planta *(Adiantum venustum* Don)

IV. ÂMBITO DOS TRABALHOS

Como sabemos, tudo neste mundo muda de tempos a tempos, desde há milhares de anos que a era da Ayurveda ou dos medicamentos à base de plantas. Mas, nas últimas décadas, foi substituído pelo sistema alopático de medicina, que foi rapidamente aceite em todo o mundo, mas, devido aos seus muitos efeitos adversos, os homens voltaram a apostar na Ayurveda devido ao seu melhor resultado terapêutico e perfil de segurança e agora as pessoas acreditam mais no medicamento de origem natural.

Numerosos medicamentos entraram na farmacopeia internacional através do estudo da etanofarmacologia e das medicinas tradicionais. Para a ayurveda e outros medicamentos tradicionais, são necessárias novas directrizes de normalização, fabrico e controlo de qualidade. Empregando uma abordagem holística única, os medicamentos ayurvédicos são normalmente adaptados a uma constituição individual. O conhecimento tradicional, orientado para o desenvolvimento de medicamentos, pode seguir um caminho de farmacologia inversa e reduzir o tempo e o custo do desenvolvimento. Novas tecnologias poderosas, como as técnicas de separação automatizada, o rastreio de alto rendimento e a química combinada estão a revolucionar a descoberta de medicamentos. O conhecimento tradicional servirá como um poderoso motor de busca e, mais importante ainda, facilitará grandemente a investigação internacional, orientada e segura de produtos naturais para redescobrir o processo de descoberta de medicamentos.

Tendo em conta o âmbito dos medicamentos à base de plantas e o aumento da procura, especialmente em doenças do fígado, hipertensão, diabetes, cancro, diarreia, artrite e doenças de pele, etc., planeia-se aqui estudar a planta *Adiantum venustum* Don. A planta selecionada para o presente estudo baseou-se na sua fácil disponibilidade e no grau de trabalho de investigação que não foi realizado. A pesquisa bibliográfica revelou que foi efectuado algum trabalho farmacológico sobre *Adiantum venustum* Don. Também se observou na literatura ayurvédica e em estudos etanobotânicos que a planta é muito útil no tratamento de tumores, na prevenção da queda de cabelo e como diurético, mas não foi feita nenhuma investigação científica nesse sentido. Por conseguinte, pensou-se que valia a pena realizar um rastreio fitoquímico preliminar (incluindo TLC), o isolamento e a caraterização do composto isolado (por UV, IR, massa) e a investigação farmacológica de *Adiantum venustum* Don para a atividade anticancerígena contra o carcinoma de Ehrlich Ascites em modelo animal.

PLANO DE TRABALHO

O plano de trabalho das folhas e do caule de *Adiantum venustum* Don foi realizado da seguinte forma

- Recolha e autenticação de material vegetal
- Extração do material vegetal por solventes com éter de petróleo (60-80°) e etanol (95 % v/v).
- Rastreio fitoquímico preliminar de ambos os extractos para a deteção de diferentes constituintes da planta.
- Cromatografia em camada fina dos extractos.
- Isolamento de constituintes da planta por método TLC preparativo.
- Caracterização do composto isolado por espetroscopia de UV, IR e massa.
- Avaliação da atividade farmacológica ,
  - Atividade anticancerígena *in vivo* contra o carcinoma da ascite de Ehrlich (EAC) em ratinhos albinos suíços.

V. METODOLOGIA EXPERIMENTAL

Recolha e autenticação de plantas

As folhas e o caule da planta *Adiantum venustum* Don foram recolhidos nas colinas de Kolli, distrito de Salem, Tamilnadu, Índia. A planta colhida foi autenticada pelo Sr. P. Murthy, botânico do Botanical survey of India, Coimbatore, Tamilnadu BSI/SC/5/23/05.06/Tech/603 e o espécime foi conservado no nosso laboratório para referência futura.

V. 1 Processo de extração

As folhas e o caule de *Adiantum venustum* foram secos à sombra e depois transformados num pó grosseiro com um moinho mecânico. O pó foi passado através do peneiro n. 40 e armazenado num recipiente hermético para utilização posterior. O material em pó seco das folhas e do caule (150 g) foi primeiramente extraído com éter de petróleo (60-80°) num aparelho de soxhlet e, após extração completa (24 horas), o solvente foi removido por destilação sob pressão reduzida e a massa semissólida resultante foi seca no vácuo utilizando um evaporador de vácuo para produzir um resíduo sólido (extrato de éter de petróleo). Após a extração com éter de petróleo, o mesmo material vegetal foi seco e novamente extraído com etanol (95 % v/v) num aparelho de soxhlet e, após extração completa (72 horas), o solvente foi removido por destilação sob pressão reduzida e a massa semissólida resultante foi seca no vácuo utilizando um evaporador no vácuo para produzir um resíduo sólido (extrato etanólico). [35,36]

Fig 4 : Representação esquemática do procedimento de extração.

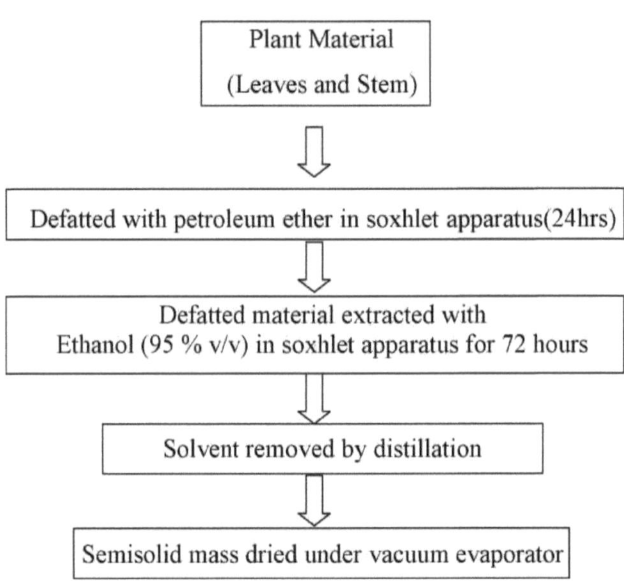

Quadro 2

Dados relativos aos valores de extração das folhas e do caule de *Adiantum, venustum* Don

Plant Name	Part used	Extraction Method	%w/w yield	
			Petroleum ether (60°-80°)	Ethanol (95 % v/v)
Adiantum venustum	Leaves and Stem	Continuous hot percolation process	13	14

V. 2 TESTE FITOQUÍMICO[36,38]

PESQUISA DE HIDRATOS DE CARBONO

Dissolveu-se uma pequena quantidade de extrato em 4 ml de água destilada, filtrou-se e recolheu-se o filtrado.

a) Teste de Molisch

O reagente de Molisch foi preparado dissolvendo 10 g de a-naftol em 100 ml de álcool a 95 %.

-> Misturou-se 1 ml de filtrado com 2 gotas de reagente de Molisch. A esta solução, adicionou-se 1 ml de ácido sulfúrico concentrado a partir do lado do tubo de ensaio inclinado, de modo a que os dois ácidos formassem uma camada por baixo da solução aquosa sem se misturarem com ela.

Se aparecer um anel castanho-avermelhado na superfície comum dos líquidos, os açúcares estão presentes

b) Teste de iodo

A solução de iodo foi preparada dissolvendo 2 g de iodo e 3 g de iodeto de potássio em 100 ml de água.

-> Misturou-se 1 ml do referido filtrado com uma solução de iodo; se aparecer uma cor azul, o açúcar está presente.

PESQUISA DE GLICOSÍDEOS

Dissolver alguns mg de resíduo em 4 ml de água destilada e filtrar, recolhendo o filtrado.

a) Teste legal

2 ml de filtrado foram hidrolisados com ácido clorídrico diluído e aquecidos em água. Em seguida, adicionou-se 1 ml de piridina e algumas gotas de

solução de nitroprussiato de sódio e alcalinizar com solução de hidróxido de sódio. O aparecimento de cor-de-rosa revela a presença de glicosídeos.

b) Teste de Borntrager

2 ml de filtrado foram hidrolisados com ácido clorídrico diluído e aquecidos em banho-maria, depois tratados com clorofórmio e agitados, após o que se separou a camada de clorofórmio e se adicionou igual quantidade de solução de amoníaco diluída.

PESQUISA DE FLAVONÓIDES

a) Hidrolisar 5 ml de extrato com ácido sulfúrico a 10 % v/v e arrefecer. Em seguida, procedeu-se à extração com éter dietílico. O extrato foi dividido em três porções em três tubos de ensaio separados. Adicionou-se 1 ml de amoníaco diluído, 1 ml de bicarbonato de sódio diluído e 1 ml de hidróxido de sódio 0,1 N aos tubos de ensaio 1st , 2nd e 3rd , respetivamente. Em cada tubo de ensaio, o desenvolvimento de cor amarela indica a presença de flavonóides.

b) Alguns mg de extrato foram misturados com ácido sulfúrico diluído. O desenvolvimento de uma cor amarela a carmesim revela a presença de flavonóides.

c) Teste Shinoda

Os extractos foram dissolvidos em álcool. Adicionou-se, gota a gota, um pedaço de magnésio seguido de ácido clorídrico concentrado e aqueceu-se. O aparecimento de cor magenta demonstrou a presença de flavonóides.

PESQUISA DE ESTERÓIS

a) Ensaio Salkowaski

Dissolveram-se 10 mg de extrato em 2 ml de clorofórmio e adicionaram-se 2 ml de ácido sulfúrico concentrado a partir do lado do tubo de ensaio. O tubo de ensaio foi agitado durante alguns minutos. O desenvolvimento de cor vermelha na camada de clorofórmio indicou a presença de esteróis.

b) **Teste de Liebermann**

A 10 mg do extrato num tubo de ensaio, adicionou-se 1 ml de anidrido acético e aqueceu-se suavemente. O conteúdo do tubo de ensaio foi arrefecido. Adicionaram-se algumas gotas de ácido sulfúrico concentrado a partir do lado do tubo de ensaio. A cor azul evidenciou a presença de esteróis.

c) **Teste Liebermann - Burchard**

Adicionou-se 1 ml de ácido sulfúrico concentrado a 10 mg de extrato em 1 ml de clorofórmio. A cor azul-avermelhada exibida pela camada de clorofórmio e a fluorescência verde da camada de ácido sugerem a presença de esteróis.

d) Dissolveram-se alguns mg de extrato em solução de vanilina (100 mg de vanilina dissolvidos em ácido sulfúrico-etanol concentrado na proporção de 4:1). O desenvolvimento de uma cor azul a castanha indica a presença de esteróis.

PESQUISA DE ALCALÓIDES

Alguns mg de extrato foram colocados em 5 ml de ácido clorídrico a 1,5 % v/v e filtrados. Estes filtrados foram então utilizados para testar os alcalóides.

a) **Reagente de Dragendorff**

Foi preparado por ebulição de 14 g de iodeto de potássio com 5,2 g de carbonato básico de bismuto em 50 ml de ácido acético glacial durante alguns minutos. Deixa-se repousar durante a noite e filtra-se o precipitado de cristais de acetato de sódio. A 40 ml do filtrado castanho-avermelhado juntam-se 160 ml de acetato e 1 ml de água. Tomar 10 m de solução e adicionar 20 ml de ácido acético, completando o volume com água até 100 ml.

Adicionou-se o reagente de Dragendorff acima referido a 2 ml de filtrado. A formação de um precipitado castanho-alaranjado indicou a presença de alcalóides.

b) **Reagente de Mayer**

A solução foi preparada dissolvendo 1,36 g de cloreto de mercúrio em 60 ml de água destilada, adicionando-a a uma solução de 5 g de iodeto de potássio em 20 ml de água destilada, perfazendo um volume de 100 ml.

A 1 ml de filtrado de teste num vidro de relógio, foram adicionadas algumas gotas do reagente acima referido. A formação de um precipitado de cor creme indica a presença de alcalóides.

c) Reagente de Wagners

Foi preparado dissolvendo 1,27 g de iodo e 2 g de iodeto de potássio em 5 ml de água e aumentando o volume para 100 ml com água destilada.

Quando algumas gotas deste reagente são adicionadas ao filtrado, se este apresentar um precipitado castanho-avermelhado, indica a presença de alcalóides.

d) Reagente de Hager

Para este teste, foi utilizada uma solução aquosa saturada de ácido pícrico. Quando o filtrado do teste foi tratado com este reagente, formou-se um precipitado amarelo alaranjado indicando a presença de alcalóides.

PESQUISA DE TANINOS

O extrato de teste foi colocado em água, aquecido e filtrado. Os testes foram efectuados com o filtrado utilizando os seguintes reagentes.

a) Ensaio com cloreto férrico

Deixou-se reagir 5 ml do filtrado com 1 ml de solução de cloreto férrico a 5 %. Se se obtiver uma coloração verde-escura ou azul-escura, o tanino está presente.

b) Ensaio com acetato de chumbo

5 ml de filtrado foram tratados com 1 ml de solução de acetato de chumbo a 10 % em água. A precipitação de cor amarela demonstrou a presença de taninos.

c) Ensaio com dicromato de potássio

Tratou-se 5 ml do filtrado com 1 ml de solução aquosa de dicromato de potássio a 10 %. A formação de um precipitado castanho-amarelado indica a presença de taninos.

d) Ensaio com solução de gelatina

Preparou-se uma solução a 1 % p/v de gelatina em água, contendo 10 % de cloreto de sódio. Adicionou-se um pouco desta solução ao filtrado. Se se obtiver um precipitado branco, é porque há taninos presentes.

PESQUISA DE SAPONINAS

a) Ensaio de espuma

Diluiu-se 1 ml de solução de extrato com água destilada até 20 ml e agitou-se numa proveta graduada durante 15 minutos. O desenvolvimento de uma espuma estável sugere a presença de saponinas.

b) 1 ml de extrato foi tratado com uma solução de acetato de chumbo a 1 %. A formação de precipitados brancos indica a presença de saponinas.

PESQUISA DE TERPENÓIDES

a) Teste de Knollar

5 mg de extrato são tratados com 2 ml de cloreto de estanho anidro a 0,1 % em cloreto de tionilo puro. Uma cor púrpura profunda que muda para vermelho indica a presença de terpenóides.

PESQUISA DE PROTEÍNAS E AMINOÁCIDOS

Uma pequena quantidade do extrato foi dissolvida em alguns ml de água e filtrada. O filtrado foi tratado com o seguinte reagente.

a) Reagente de Millons

A solução foi preparada dissolvendo 3 g de mercúrio em 2 ml de ácido nítrico fumegante, mantendo a mistura bem arrefecida, sendo depois diluída em igual quantidade de água destilada.

Tomar 2 ml do filtrado residual e adicionar 3 ml de reagente de milhões. O precipitado branco transforma-se lentamente em cor-de-rosa, se estiverem presentes proteínas.

b) Teste do biureto

Colocou-se 1 ml de filtrado em água e adicionou-se 1 ml de sulfato de cobre a 4 % ($CuSO_4$), formando-se uma cor violeta ou rosa, se estiverem presentes proteínas.

c) Teste da xantoproteína

Colher uma pequena quantidade de filtrado em 2 ml de água e adicionar 0,5 ml de ácido nítrico concentrado. Obtém-se uma cor amarela se estiverem presentes proteínas.

d) Ensaio com ninidrina

O reagente de ninidrina é uma solução a 0,1 % p/v de ninidrina em n-butanol. Adicionou-se um pouco deste reagente ao extrato em estudo. Se estiverem presentes aminoácidos, desenvolve-se uma cor violeta ou púrpura.

ENSAIO DE RESINAS

a) Alguns mg de extrato foram tratados com soda cáustica, tendo-se desenvolvido uma cor vermelha se estiverem presentes resinas.

b) Alguns mg de extrato foram tratados com ácido sulfúrico diluído; se estiverem presentes resinas, desenvolve-se uma cor vermelha.

Quadro 3

Dados que mostram o rastreio fitoquímico preliminar dos dois extractos de _Adiantum venustum_ Don

Phytochemical Test	Type of extracts	
	Petroleum Ether (60°-80°)	Ethanol (95% v/v)
Carbohydrate	--	--
Glycosides	++	--
Alkaloids	--	--
Phytosterol and steroids	++	--
Flavonoids	--	++
Protein& Amino Acid.	--	--
Tannin	--	--
Resins	--	--
Triterpenoids	--	++
Saponin	--	++

++ ➔ Present

-- ➔ Absent

V. 3 ESTUDO CROMATOGRÁFICO :

Existe uma antiga palavra holandesa para designar a química, "Scheikunde", que significa arte da separação. De facto, a separação é a chave para o isolamento de compostos químicos puros de qualquer fonte, vegetal ou outra, pelo que não é surpreendente que os excitantes estudos estruturais de um novo composto natural sejam precedidos de um processo de separação frequentemente laborioso e meticuloso. A separação e o isolamento de um composto puro individual de um extrato de planta são conseguidos recorrendo a uma ou mais das várias técnicas cromatográficas atualmente disponíveis. Estas incluem

- ✓ Cromatografia em papel (PC)
- ✓ Cromatografia de camada fina (TLC)
- ✓ Cromatografia em coluna (CC)
- ✓ Cromatografia flash
- ✓ Cromatografia líquida de baixa pressão
- ✓ Cromatografia líquida de alta pressão (HPLC)
- ✓ Cromatografia líquida em fase gasosa (GLC)
- ✓ TLC centrífugo
- ✓ Cromatografia em contracorrente de gotículas e
- ✓ Contador locular - cromatografia de corrente

Entre estes, os métodos mais utilizados são a PC, a TLC, a GLC, a HPLC e a CC. Em todas as formas de cromatografia, estão envolvidas duas fases e dois factores, nomeadamente a fase estacionária e a fase móvel, bem como a adsorção e a partição. A contribuição relativa da adsorção e da partição para o processo global de separação varia de técnica para técnica. A adsorção desempenha um papel significativo quando a fase estacionária é um adsorvente sólido poderoso, como a alumina ou o gel de sílica ativado, enquanto a partição desempenha um papel dominante quando a fase estacionária é um solvente, polar ou não polar, incorporado num suporte sólido inerte, como o papel ou o gel de sílica. Na cromatografia de adsorção, a dimensão das partículas do adsorvente desempenha um papel fundamental. Dependendo das características físicas e químicas das fases estacionária e móvel, bem como das estruturas químicas dos compostos que estão a ser separados, cada composto terá uma constante de distribuição caraterística para uma determinada combinação de fases estacionária e móvel. Este parâmetro cromatográfico é conhecido como o valor R_f na cromatografia em papel e em camada fina e como tempo de retenção nos diferentes tipos de cromatografia em coluna.

Para o estudo preliminar dos extractos de plantas, a cromatografia em papel e a cromatografia em camada fina são as mais utilizadas. A cromatografia em papel é particularmente adequada para compostos solúveis em água, tais como hidratos de carbono, aminoácidos, bases de ácidos nucleicos, fenóis e ácidos fenólicos. A cromatografia em camada fina é o método de eleição para a separação de todos os compostos lipossolúveis, nomeadamente terpenóides, esteróides, carotenóides e outros compostos com características de solubilidade comparáveis.[36]

A cromatografia pode ser definida como um método de separação de uma mistura de componentes em componentes individuais através da distribuição em equilíbrio entre duas fases. Essencialmente, a técnica de cromatografia baseia-se nas diferenças de velocidade a que os componentes de uma mistura se deslocam através de um meio poroso (designado por fase estacionária) sob a influência de um solvente ou gás (designado por fase móvel).

A separação cromatográfica envolveu geralmente o seguinte passos :

1. adsorção ou retenção de substância ou substância na fase estacionária;
2. Separação da substância adsorvida pela fase móvel;
3. Recuperação das substâncias separadas por um fluxo contínuo da fase móvel,

sendo o método designado por eluição;

4. Análise qualitativa e quantitativa da substância eluída.[39]

V. 3.a CROMATOGRAFIA DE CAMADAS FINAS

A cromatografia em camada fina como procedimento para a cromatografia de adsorção analítica foi introduzida pela primeira vez por Stahl (1958), que foi o principal responsável pela criação de um equipamento normalizado para a preparação de camadas finas. Atualmente, é um instrumento analítico importante para a análise qualitativa e quantitativa de uma série de produtos naturais, para a separação, identificação e estimativa de diferentes componentes.

O princípio da separação é a adsorção. Um ou mais compostos são colocados numa fina camada de adsorvente revestida numa placa cromatográfica. O solvente da fase móvel flui através dela devido à ação capilar (contra a força gravitacional). O componente move-se de acordo com a sua afinidade para com a fase estacionária, viajando mais lentamente. O componente com menor afinidade com a fase estacionária desloca-se mais rapidamente. Assim, os componentes são separados.

A informação fornecida por uma cromatografia acabada inclui o "comportamento migratório" das substâncias separadas. É dado sob a forma do valor R_f (relativo à frente)

Rf= Distância percorrida pelo soluto / Distância percorrida pelo solvente O valor de R_f deve situar-se no intervalo de 0,1-1.

PROCEDIMENTO

1. Preparação da placa

O gel de sílica G foi misturado num almofariz de vidro até obter uma consistência homogénea com uma quantidade necessária de água destilada. A pasta foi rapidamente transferida para as placas de vidro TLC por técnicas de espalhamento e a camada uniforme de gel de sílica foi ajustada para uma espessura de 0,25 mm. As placas revestidas foram deixadas a secar ao ar durante 30 minutos e foram activadas por aquecimento em estufa de ar quente a 100-105° C durante 1 hora para ativação do absorvente.

2. Desenvolvimento da cromatografia

Foram retirados cerca de 2 mm de adsorvente do bordo da placa para obter bordos bem definidos. O extrato de éter de petróleo e o extrato etanólico foram dissolvidos no respetivo solvente e completados até 10 ml em tubos diferentes. Em seguida, com a ajuda de um tubo capilar, o extrato foi colocado na placa TLC, que foi desenvolvida na câmara TLC, previamente saturada com diferentes sistemas de solventes. Deixou-se que a frente de solvente subisse até uma distância de cerca de 12 cm da linha de base, retirou-se a placa da câmara e deixou-se secar ao ar. Por método de tentativa e erro, ambos os extractos de *Adiantum venustum* apresentaram uma melhor resolução da mancha com os seguintes sistemas de solventes, com algumas modificações que foram seleccionadas com base no rastreio fitoquímico e na presença de constituintes da planta. [35,36,39-41]

Sistema de solventes selecionado

PORMENORES DA CROMATOGRAFIA EM CAMADA FINA

1) Chloroform : Methanol
    85 : 1

2) Ethyl acetate : Acetone
    6 : 4

3) Chloroform : Methanol
    10 : 1

4) Toluene : Ethyl acetate
    9 : 1

5) Butanol : Acetic acid : Water
    4 : 1 : 5

As diferentes manchas desenvolvidas em cada sistema de solventes foram identificadas e o valor Rf foi calculado de acordo com a Tabela no.4

Quadro n.º 4

Dados relativos à TLC do extrato de éter de petróleo e do extrato etanólico das folhas e do caule de *Adiantum venustum*

Extract	Solvent system	No. of spot	Colour of spot	R_f Values
Petroleum ether extract	Ethyl acetate : Acetone (6:4)	2	Yellow Green	0.95 0.716
Ethanolic extract	Chloroform : Methanol (85:5)	3	Yellow Green Yellow	0.833 0.45 0.433
	Butanol: Acetic acid : Water (4:1:5)	2	Yellow Green	0.864 0.508
	Benzene : methanol (95:5)	2	Light Green Brown	0.689 0.224
	Chloroform : Methanol (10:1)	2	Yellow Green	0.93 0.677
	Toluene : Ethyl acetate (9:1)	7	Light Yellow Yellow Green Yellow Green Dark Green Yellow Green	0.90 0.80 0.70 0.65 0.62 0.55 0.20

V.3.b CROMATOGRAFIA PREPARATIVA DE CAMADAS FINAS

Normalmente, as quantidades de microgramas de misturas de compostos orgânicos são separadas por TLC analítico. É possível aumentar as quantidades para miligramas (10-50 mg) utilizando uma camada mais espessa (0,5-2,0 mm de espessura) do material de suporte e utilizando placas maiores (20 x 20 cm ou 20x40 cm). Os desenvolvimentos múltiplos permitem também uma melhor resolução.

Uma vez que as quantidades de material a purificar por TLC preparativa (PTLC) são pequenas, é essencial que o adsorvente e o solvente de revelação utilizados estejam isentos de contaminantes. São utilizados métodos não destrutivos para visualizar a mancha ou as bandas reveladas. Se os compostos forem coloridos ou fluorescentes, a deteção é fácil. Caso contrário, antes da pulverização, a placa revelada é coberta, com exceção de uma faixa estreita que é exposta a um agente de coloração universal suave, como o vapor de iodo.

Para isolar os constituintes vegetais do extrato etanólico de *Adiantum venustum, utilizámos* o método TLC preparativo

Procedimento:

i.   O gel de sílica -G foi pesado na quantidade necessária

ii. Foi feita uma pasta homogénea com água destilada suficiente.

iii. Em seguida, a lama foi vertida na placa de vidro PTLC pela técnica de espalhamento e a camada uniforme de gel de sílica foi ajustada para 0,5 mm de espessura.

iv. As placas revestidas foram deixadas a secar ao ar e activadas por aquecimento em estufa de ar quente a 100-105° C durante 1 hora e depois utilizadas para PTLC.

v.   O extrato etanólico foi dissolvido num tubo de ensaio num sistema de solventes selecionado (Tolueno : Acetato de etilo 9:1).

vi. Em seguida, com a ajuda de um tubo capilar, o extrato etanólico foi colocado em placas de PTLC que foram desenvolvidas em câmara TLC, previamente saturadas com diferentes sistemas de solventes.

vii. Após o desenvolvimento completo, a mancha de cor amarela foi localizada na placa. O seu valor Rf foi anotado e os compostos foram recuperados por raspagem da mancha.

viii. O material raspado recuperado foi extraído com etanol para remover a sílica gel-G.

ix. O material que foi isolado por PTLC foi posteriormente purificado pelo método de cristalização. Após a recolha de uma quantidade suficiente de composto isolado, foi novamente efectuada uma corrida de placa de TLC com o mesmo sistema de solventes e mostra um único ponto, da mesma forma quatro compostos foram isolados com valores R_f 0,90; 0,70; 0,55; 0,20

x. Os compostos isolados foram recristalizados

xi. Os compostos isolados foram ainda caracterizados por estudo espetral.[42]

Os dados espectrais e a descrição do composto isolado são apresentados no resultado.

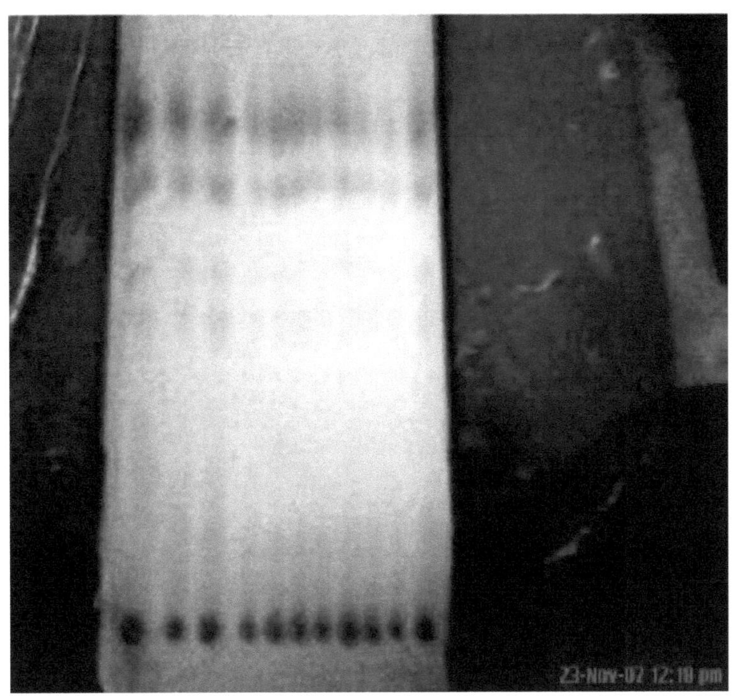

Fig 5 Imagem da cromatografia em camada fina preparativa

Resultado

No presente estudo, realizámos um método de TLC preparativo para o isolamento do composto marcador do extrato etanólico de *Adiantum venustum* utilizando o sistema de solventes Tolueno : Acetato de etilo (9:1) e os compostos AV-1; AV-2; AV-03 e AV-4 foram isolados.

DESCRIÇÃO E CARACTERIZAÇÃO

Foram isolados quatro compostos do extrato etanólico de Adiantum venustum por cromatografia em camada fina preparativa e designados por AV-1, AV-2, AV-3 e AV-4

A) AV-1

Cor do composto :   amarelo

Solubilidade   : Clorofórmio , metanol
Ponto de fusão   : 200- 202 c^0

TLC   : uma única mancha observada

Fase móvel Valor   : Tolueno- Acetato de etilo (9:1)
Rf   : 0.20

Teste fitoquímico   : apresentou um teste positivo com o teste de Knollar

Espectros de UV visível:

Instrumento utilizado - Elico SL- 164, solvente utilizado - metanol
Ymax - 280

Espectroscopia FT-IR : Apresentada no quadro n.º 5

B) AV-2

Cor do composto : Amarelo esverdeado

Solubilidade   : Clorofórmio

Ponto de fusão   : 190- 1920c

TLC   : uma única mancha observada

Fase móvel   : Tolueno- Acetato de etilo (9:1)

Valor Rf   : 0.55

Teste fitoquímico   : apresentou teste positivo com o teste de Knollar

Espectroscopia FT-IR : Apresentada no quadro n.º 5

C) AV-3

Cor do composto	: Sólido amorfo amarelo
Solubilidade	: Clorofórmio, metanol
Ponto de fusão	: 218- 220 c^0
TLC	: uma única mancha observada
Fase móvel	: Tolueno- Acetato de etilo (9:1)
R$_f$ valor	: 0.70
Teste fitoquímico	: apresentou um teste positivo com o teste de Knollar

Espectros de UV visível:

Instrumento utilizado - Elico SL- 164, solvente utilizado - metanol

Ymax - 230

Espectroscopia FT-IR : Apresentada no quadro n.º 5

D) AV-4

Cor do composto	: Cristal amarelo claro
Solubilidade	: Metanol
Ponto de fusão	: 230- 232 c^0
TLC	: uma única mancha observada
Fase móvel	: Tolueno- Acetato de etilo (9:1)
R$_f$ valor	: 0.90
Teste fitoquímico	: apresentou um teste positivo com o teste de Knollar

Espectroscopia FT-IR : Apresentada no quadro n.º 5

Tabela no. 5 - Espectroscopia FT-IR dos compostos isolados

Sr.No.	Compounds	Peaks observed	Characteristic functional groups
1	AV-1	2918.10 cm^{-1}	Aromatic CH stretching
		1461.94 cm^{-1}	C=C stretching vibration in aromatic compound
		1635.52 cm^{-1}	Disubstituted alkene
		1685.67 cm^{-1}	Trisubstituted alkene
2	AV-2	2848.67 cm^{-1}	Aromatic CH stretching
		1589.23 cm^{-1}	C=C stretching vibration
		3373.27 cm^{-1}	Alkene
		1654.81 cm^{-1}	Disubstituted alkene
		1718.46 cm^{-1}	Trisubstituted alkene
3	AV-3	2918.10 cm^{-1}	Aromatic CH stretching
		3488.99 cm^{-1}	Alkyne
		1589.23 cm^{-1}	C=C stretching vibration
		1629.74 cm^{-1}	Disubstituted alkene
		1728.10 cm^{-1}	Trisubstituted alkene
4	AV-4	2952.67 cm^{-1}	C-H of CH_3
		2925.81 cm^{-1}	Aromatic CH stretching
		1458.08 cm^{-1}	C=C stretching vibration
		1650.95 cm^{-1}	Disubstituted alkene
		1672.17 cm^{-1}	Trisubstituted alkene

3.1. ESTUDO DE TOXICIDADE AGUDA (LD50) DE *Adiantum venustum*

Na apreciação e avaliação das características tóxicas de uma substância, a determinação da toxicidade oral aguda é normalmente um passo inicial. Fornece informações sobre os perigos para a saúde que podem resultar de uma exposição de curta duração por via oral. Os dados de um estudo agudo podem servir de base para a classificação e rotulagem. É um passo inicial no estabelecimento de um regime de dosagem em estudos subcrónicos e outros e pode fornecer informações iniciais sobre o modo de ação tóxica de uma substância.

A toxicidade oral aguda são os efeitos adversos que ocorrem num curto espaço de tempo após a administração oral de uma dose única de uma substância ou de doses múltiplas administradas num período de 24 horas.

LD_{50} (dose letal mediana), oral, é uma dose única de uma substância, derivada estatisticamente, que se pode esperar que cause a morte em 50% dos animais quando administrada por via oral. O valor LD50 é expresso em termos de peso da substância em estudo por unidade de peso do animal em estudo (mg/kg).

Materiais e métodos

Animais

Foram utilizados para o estudo ratos albinos suíços com um peso de 20 a 25 g. Os animais foram alimentados com uma ração padrão e água *ad libitum* e mantidos a uma temperatura de 24 - 280 °C, 60 - 70 % de humidade relativa e um ciclo de 12 horas de dia e de noite. Os animais considerados em jejum foram privados de alimentos durante 18 horas, mas tiveram livre acesso a água.

Avaliação da toxicidade (LD_{50}): (métodos de Karber)

Foram seleccionados para o estudo 30 ratos, tanto machos como fêmeas, com um peso de 20-25 g. Durante a noite, os ratos mais rápidos foram divididos em cinco grupos, incluindo quatro para o EEEV e um grupo de controlo, cada um composto por seis ratos. Foram administradas doses diferentes de extrato (250, 500, 1000, 2000 mg/kg) a quatro grupos experimentais e o grupo de controlo recebeu veículo. Os animais foram observados continuamente durante as 2 horas iniciais quanto ao seu comportamento geral e intermitentemente durante as 24 horas seguintes quanto à sua mortalidade. Foi estudado o seguinte comportamento geral.[46,47]

1. Atividade motora
2. Tremores,
3. Convulsões
4. Reação de Straub
5. Pilo - eracção
6. Perda do reflexo de iluminação
7. Sedação
8. Relaxamento muscular
9. Hipnose
10. Analgesia
11. Ptose
12. Lacrimação
13. Diarreia
14. cor da pele

Resultados e discussão

O extrato etanólico de *Adiantum venustum* (EEAV) foi testado quanto à sua toxicidade aguda LD50 em ratos. No estudo de Toxicidade Aguda, o extrato dado de *Adiantum venustum* não mostrou qualquer mortalidade até à dose de 2000 mg / kg. O extrato mostra sedação, hipnose e propriedades relaxantes musculares ligeiras.

VI. ACTIVIDADE ANTICÂNCER DE *Adiantum venustum* Don NO CARNINOMA DE EHRLICH ASCITIES (EAC) EM MODELO DE RATOS

Os medicamentos à base de plantas derivados de extractos de plantas estão a ser cada vez mais utilizados para tratar uma grande variedade de doenças clínicas, embora haja relativamente pouco conhecimento sobre o seu modo de ação. Existe um interesse crescente na avaliação farmacológica de várias plantas utilizadas no sistema de medicina tradicional indiana.

Os produtos naturais derivados de plantas, como os flavonóides, os terpenóides e os esteróides, etc., têm recebido uma atenção considerável nos últimos anos devido às suas diversas propriedades farmacológicas, incluindo a atividade antioxidante e anticancerígena. Tem havido um interesse crescente na análise de certos flavonóides, triterpenóides e esteróides, estimulado pela intensa investigação sobre os seus potenciais benefícios para a saúde humana. Uma das suas principais propriedades a este respeito é a sua atividade antioxidante, que lhes permite atenuar o desenvolvimento de doenças tumorais e inflamatórias. Os antioxidantes desempenham um papel importante na inibição e eliminação de radicais, protegendo assim o ser humano contra infecções e doenças degenerativas.[49]

Tendo em conta este facto, esta investigação foi levada a cabo para avaliar a atividade antioxidante e anticancerígena do extrato etanólico de *Adiantum venustum* Don (EEAV) contra o carcinoma de ascite de Ehrlich (EAC) em modelo de ratinho.

Materiais e métodos

Animais

Para o presente estudo, foram utilizados ratos albinos suíços machos com peso entre 18 e 25 g. Foram mantidos em condições ambientais normais e alimentados com uma dieta padrão de pellets de água e *ad libitum*. Os ratinhos foram aclimatizados e colocados em condições laboratoriais durante 10 dias antes do início da experiência. Todos os procedimentos descritos foram revistos e aprovados pelo comité de ética institucional do J.K.K. Nataraja College of Pharmacy, Komarapalayam.

Material vegetal

Adiantum venustum foi colhido em Kolli Hills, Tamilnadu, Índia, autenticado pelo Botonista do Instituto de Botânica da Índia, Coimbtore, e foi depositado o espécime n.º BSI/SC/5/23/05.06/Tech/603. BSI/SC/5/23/05.06/Tech/603 foi depositado.

Linha celular de cancro

As células EAC foram obtidas por cortesia do Amala Cancer Research Center, de Trissur, Kerala, Índia. Foram mantidas por inoculação intraperitoneal semanal de 10^6 células / ratinho.

Preparação do extrato do medicamento e modo de administração

Para o presente estudo anticancerígeno, utilizámos duas concentrações de extrato etanólico de *Adiantum venustum* na dose de 100 mg /kg e 200 mg/kg. Foi preparado em suspensão a partir da dissolução do extrato etanólico da quantidade necessária em propilenoglicol e solução salina fisiológica estéril contendo Tween 20. Esta suspensão de EEAV foi administrada intraperitonealmente na dose de 100 mg/kg e 200 mg/kg ao longo da experiência.[59]

Transplante de tumores

O carcinoma de ascite de Ehrlich foi mantido por transplante em série de ratinhos albinos suíços portadores de tumor. O líquido ascético foi retirado de ratinhos portadores de tumor na fase de 10 g (dia 78 de portador de tumor) das células tumorais. O líquido acabado de extrair foi diluído com solução salina normal gelada (0,9%) e o número de células tumorais foi ajustado para 2X106 células tumorais/ml. A amostra com mais de 90% de viabilidade foi utilizada para o transplante. Cada animal recebeu 0,2 ml de suspensão de células tumorais contendo 2 X 106 células / ml por via intrperitoneal.[53]

Programa de tratamento de drogas:

Os ratinhos swiss albinos machos foram divididos em 5 grupos (n = 8). Todos os grupos foram injetados com células EAC (0,2 ml de 2 X 106 células/rato) por via intraperitoneal, exceto o grupo normal. Este foi considerado o dia zero. A partir do primeiro dia, foi administrada solução salina normal 5 ml/kg/rato/dia e propilenoglicol 5 ml/kg/rato/dia aos grupos de controlo normal e EAC, respetivamente, durante 14 dias por via intraperitoneal. Do mesmo modo, o EEEV em diferentes doses (100 mg e 200 mg/kg/rato/dia) foi administrado nos grupos 3, 4, 5, respetivamente, após a administração da última dose seguida de 18 horas de jejum, 4 ratos de cada grupo foram sacrificados para o estudo da atividade antitumoral, parâmetros hematológicos e bioquímicos hepáticos. Os restantes animais de cada um dos grupos foram mantidos para verificar o tempo médio de sobrevivência (MST) e o aumento percentual do tempo de vida dos hospedeiros portadores de tumor.[50,51,54]

No presente estudo, foram avaliados os seguintes parâmetros.

1) Peso corporal dos animais

2) Tempo de vida dos animais

3) Estudos citológicos em linhas celulares

4) Parâmetro hematológico, hemácias, leucócitos, hemoglobina, contagem diferencial, etc.

5) Parâmetros bioquímicos.

Resposta ao crescimento do tumor

O efeito anticancerígeno do EEAV foi a observação de alterações relativamente ao peso corporal, ao volume do tumor ascítico, ao volume de células embaladas, à contagem de células tumorais viáveis e não viáveis, ao tempo médio de sobrevivência (MST) e ao aumento percentual do tempo de vida (%ILS).[50]

Volume de células tumorais e volume de células compactadas

Os ratinhos foram dissecados para recolha do líquido ascítico da cavidade peritoneal. O tumor de murano transplantável foi cuidadosamente recolhido com a ajuda de uma seringa estéril de 5 ml e medido o volume do tumor, tendo o líquido ascítico sido retirado para um tubo de centrifugação de vidro graduado e o volume de células compactadas foi determinado por centrifugação a 1000 rpm durante 5 minutos.[50]

Contagem de células viáveis e não viáveis

Para a contagem de células viáveis e não viáveis, as células ascéticas foram coradas com azul de trifano (0,4 % em solução salina normal), teste de exclusão do corante e a contagem foi determinada numa câmara de contagem de Neubauer. As células que não absorveram o corante eram viáveis e as que absorveram o corante eram inviáveis.[50]

Tempo médio de sobrevivência e percentagem de aumento do tempo de vida:

O efeito do EEAV no crescimento do tumor foi observado através da MST e da % ILS. A MST de cada grupo contínuo de 4 ratos foi monitorizada através do registo diário da mortalidade durante 6 semanas e a % de ILS foi calculada utilizando a seguinte equação.[50,53]

MST = (Dia do primeiro óbito + Dia do último óbito)/2

$$\% \text{ ILS} = \left\{ \frac{\text{MST of treated group}}{\text{MST of control group}} \right\} - 1 \ \text{X} \ 100$$

Efeito do EEEV nos parâmetros hematológicos

Para detetar a influência do EEEV no estado hematológico dos ratos portadores de EAC, foi efectuada uma comparação entre quatro grupos, cada um com quatro ratos, no 15[oth] dia após a inoculação. O grupo composto por

1) Ratos portadores de tumores (controlo)

2) Ratos portadores de tumores tratados com EEAV (100 mg/kg/micro/dia)

3) Ratos portadores de tumores tratados com EEAV (200 mg/kg/micro/dia)

4) Grupo normal.

O sangue foi colhido de cada ratinho por punção intracardial com anticoagulante sanguíneo (heparina) e foram determinadas as células sanguíneas (WBC), os glóbulos vermelhos (RBC), a hemoglobina e a contagem diferencial.[55]

Ensaio bioquímico

Após a recolha das amostras de sangue, os ratinhos foram sacrificados e o seu fígado foi excisado. O fígado isolado foi lavado em solução salina normal gelada, seguida de um tampão fosfato gelado com pH 7,4, secou-se e pesou-se. Foi preparado um homogenato de fígado a 10% p/v em tampão fosfato gelado (pH 7,4) e uma parte foi utilizada para estimar a peroxidação lipídica e outra parte do mesmo, após precipitação das proteínas com TCA, foi utilizada para estimar o glutatião. O restante homogenato foi centrifugado a 1500 rpm a $4°$ C durante 15 min. O sobrenadante assim obtido foi utilizado para a estimativa da superóxido dismutase, da catalase e do teor de proteínas.[54]

a) Estimativa da peroxidação lipídica:

O malondialdeído (MDA), uma medida da peroxidação lipídica, foi analisado sob a forma de substâncias reactivas ao ácido tiobarbitúrico (TBARS) pelo método de ohkawa et al., 1979. Resumidamente, a 0,2 ml de homogenato de tecido, foram adicionados sucessivamente 0,2 ml de lauril sulfato de sódio (SLS) a 8,1%, 1,5 ml de ácido acético a 20% e 1,5 ml de ácido tiobarbitúrico (TBA) a 0,8%. O volume da mistura foi completado até 4 ml com água destilada. A mistura foi incubada durante 60 min. a $95°$ C num banho de água com temperatura controlada, arrefecida e adicionada a 5 ml de uma mistura de n-butanol : piridina (15:1) e o conteúdo foi agitado em vórtice durante 2 min. Após centrifugação a 3000 rpm durante 10 min., a camada orgânica superior foi separada e a absorvância foi lida a 532 nm contra um branco apropriado sem a amostra. Os níveis de peróxidos lipídicos foram expressos como n moles de substâncias reactivas ao ácido tiobarbitúrico (TBARS)/mg de proteína, utilizando um coeficiente de extinção de $1,56 \times 10^5$ m^{-1} $cm^{-1}._4{}^9$,[56-60]

b)   Estimativa da catalase

A atividade da catalase foi determinada no homogenato de fígado utilizando o método de Aebi (1984). Após a centrifugação do sobrenadante do fígado, 0,05 ml foram adicionados a um tubo de ensaio contendo 2 ml de tampão fosfato (pH -7,0) e 1 ml de 30 mM $H O_{22}$ e bem misturados. A atividade da catalase foi medida a 240 mn durante 1 min no intervalo de tempo interno de 10 segundos em relação ao branco, utilizando o espetrofotómetro. O coeficiente de extinção molar de H O_{22} 43,6 M cm^{-1} foi utilizado para determinar a atividade da catalase. Uma unidade de atividade é igual a um milimole de H2O2 degradado por minuto e é expressa em unidades por miligrama de tecido. [49,59,60]

c)   Estimativa do teor de proteínas

O homogenato de fígado preparado a 10% p/v em solução tampão de fosfato (pH 7,4) foi utilizado para a estimativa do teor de proteínas utilizando o método de Alen. H (1995). O homogenato preparado foi centrifugado a 1500 rpm durante 15 min. a 4° C. O sobrenadante assim obtido foi utilizado para a estimativa. A solução de teste foi preparada utilizando 0,2 ml de soro, 5 ml de reagente de biureto e 3 ml de água destilada A solução padrão foi preparada utilizando 3 ml de solução de albumina bovina e 5 ml de reagente de biureto. A transmitância da amostra foi lida em relação ao branco a 540 nm no visível UV. Espectrofotómetro de feixe duplo. A quantidade de proteína foi expressa em gm de proteína em 100 ml. [56,61]

d)   Estimativa do glutatião reduzido (GSH)

Para medir o nível de glutatião reduzido (GSH), foi recolhido o homogenato de tecido (em tampão fosfato 0,1 m, pH 7,4). O homogenato foi adicionado a igual volume de ácido tricloroacético (TCA) a 20 % com EDTA 1 mM para precipitar as proteínas do tecido. A mistura foi deixada em repouso durante 5 minutos, antes de ser centrifugada durante 10 minutos a 2000 rpm. O sobrenadante (200 ml) foi então transferido para um novo conjunto de tubos de ensaio e 1,8 ml do reagente de Ellman (ácido 5,1, ditio bis-2-nitrobenzóico) (0,1 mM) foi preparado em tampão fosfato 0,3 M com solução de citrato de sódio a 1%. Em seguida, todos os tubos de ensaio são completados até ao volume de 2 ml. Após a conclusão da reação total, as soluções foram medidas a 412 nm em relação ao branco. [49,54,60,61]

e)   Estimativa da superóxido dismutase (SOD)

A atividade da SOD do tecido hepático foi analisada pelo método descrito por Kakkar *et.al.,* (1984). A mistura de ensaio continha 0,1 ml de amostra, 1,2 ml de tampão de pirofosfato de sódio (pH 8,3, 0,052 M), 0,1 ml de metossulfato de fenazina (186 mm), 0,3 ml de nitro azul de tétrazólio a 300 mm, 0,2 ml de NADH (750 mm). As reacções foram iniciadas com a adição de NADH. Após incubação a 30^0 c durante 90s, a reação foi parada pela adição de 0,1ml de ácido acético glacial. A mistura de reação foi agitada vigorosamente com 4,0 ml de n-butanol. A mistura foi deixada em repouso durante 10 minutos, centrifugada e a camada de butanol foi separada. A intensidade da cor do cromogénio na camada de butanol foi medida espectrofotometricamente a 560 nm e a concentração de SOD foi expressa em unidades/mg de proteína.[54]

Efeito do extrato de etanol de *Adiantum venustum* no tempo de sobrevivência de ratinhos portadores de EAC

S. No.	Experimental groups	Mean survival time (MST) days	% increase in life span
1	Normal control (normal saline 5 ml/kg b.w.)	-	-
2	EAC control	22±0.25	-
3	EAC + EEAV (100 mg /kg)	24±0.33	9.09
4	EAC + EEAV (200 mg / kg)	29±0.49	31.81
5	EAC + Vincrystine (0.8 mg / kg) std	31±0.55	40.90

Os valores são a média ± SEM (erro padrão da média)

Número de ratinhos em cada grupo (n=4)

$P < 0,001$, o grupo experimental foi comparado com o controlo EAC.

Quadro 2

**Efeito do extrato etanólico de *Adiantum venustum* no volume tumoral, no
volume de células compactadas, na contagem de células
tumorais viáveis e não viáveis de
ratinhos portadores de EAC**

Parameters	EAC control	EEAV 100 mg / kg	EEAV 200 mg/kg	Standard vincristine 0.8 mg/kg
Body weight	26.11±0.12	24.34±0.16	23.28±0.13	23.9±0.02
Tumor volume (ml)	5.82±0.042	4.22±0.051	3.42±0.082	2.42±0.13
Packed cell volume (ml)	2.12±0.104	1.75±0.043	1.05±0.092	1.15±0.03
Viable tumor cell count % 10^7 cells /ml	11.25±0.098	7.78±0.18	4.85±0.23	4.90±0.015
Non viable tumor cell count X 10^7 cells / ml	0.5±0.017	0.92±0.023	1.47±0.021	1.23±0.81

Os valores são a média ± SEM. N.º de ratos em cada grupo (n = 4), P < 0,01,
os grupos experimentais foram comparados com o controlo EAC Peso de
ratos normais=20±

Quadro 3

Efeito do extrato de etanol de *Adiantum venustum* nos parâmetros hematológicos de ratinhos tratados com EAC

Parameter	Normal saline 0.5 ml/kg	EAC control 2 X 10^6 cells / mice	EAC + EEAV 100 mg/kg	EAC + EEAV 200 mg / kg	EAC Cell + Vincristine 0.8 mg/kg
Hemoglobin (gm)	12.85±0.25	9.8±0.02	10.6±0.057	11.45±0.18	11.7±0.045
Total RBC million/mmcu	6.65±0.18	3.8±0.035	4.75±0.032	5.42±0.22	5.8±0.054
Total WBC Million/mmcu	7.8±0.045	20.07±0.068	11.92±0.042	8.85±0.059	9.12±0.055
Lymphocyte	77.75±0.19	33.37±0.56	52.7±0.50	60.72±0.36	59.12±0.30
Monocyte	1.7±0.035	0.82±0.024	1.15±0.014	1.2±0.045	1.32±0.024
Granulocyte	29.97±0.46	52.6±0.37	40.87±0.2	31.72±0.63	41.65±0.29

Os valores são a média ±SEM , (n =4)

Grupo de controlo do EAC comparado com o grupo normal, Grupo experimental em comparação com o controlo EAC. P < 0,01, P < 0,05

Quadro 4

Efeito de diferentes doses de extrato etanólico de *Adiantum venustum* em diferentes parâmetros bioquímicos em ratos portadores de EAC

Parameter	Normal saline 0.5 ml/kg	EAC control 2 X 10^6 cells / mice	EAC + EEAV 100 mg/kg	EAC + EEAV 200 mg / kg
Lipid peroxidation n mole MDA/gm of tissue	0.92±0.02	1.36±0.09	1.27±0.04	1.13±0.02
Catalase (units /mg tissues)	2.51±0.72	1.71±0.15	1.75±0.13	2.34±0.23
Protein content (gm / 100 ml)	12.66±0.69	17.25±0.76	16.50±0.70	16.10±0.55
Superoxide dismutase	4.37±0.41	3.20±0.71	2.30±0.48	2.65±0.02

Os valores são a média ±SEM , (n =4)

Grupo de controlo EAC comparado com o grupo normal, Grupo experimental comparado com o controlo EAC. $P < 0.05$

Figura n.º: 6 Ratos normais

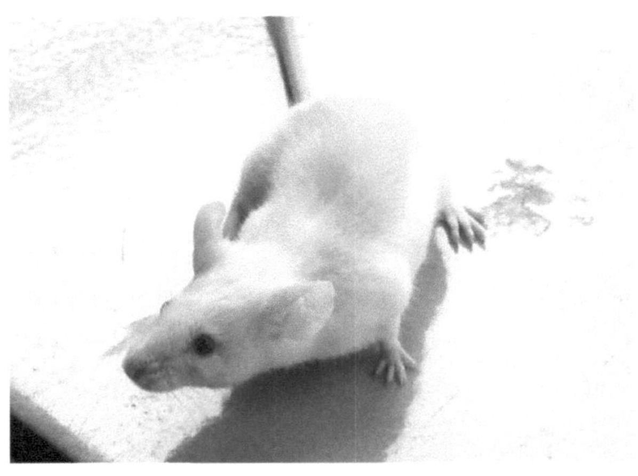

Figura n.º: 7 ratinhos portadores de EAC após
14 dias

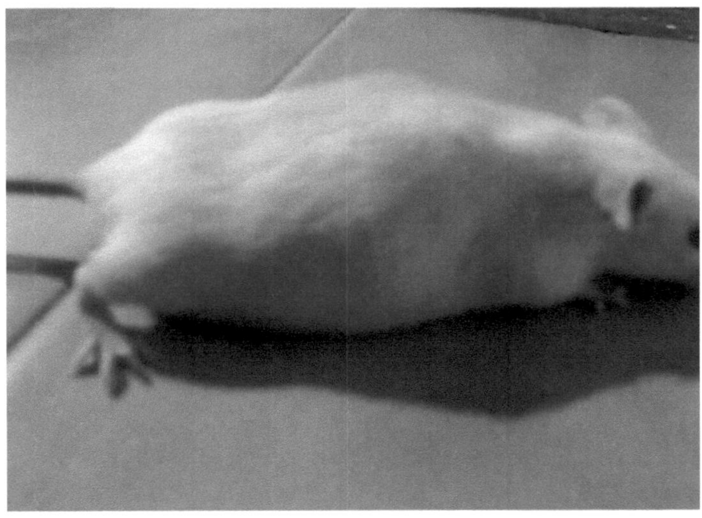

VII. RESULTADOS E DISCUSSÃO

O presente estudo foi realizado para avaliar o efeito do EEAV em ratos portadores de EAC e mostrou uma atividade antitumoral e antioxidante significativa em ratos portadores de EAC. O efeito do EEEV (100mg/kg, 200mg/kg) em diferentes doses no volume do tumor, na contagem de células viáveis e não viáveis, no tempo de sobrevivência e no ILS foi apresentado nas tabelas 1 e 2. A administração de VEAE reduz o volume do tumor, o volume de células compactadas e a contagem de células tumorais viáveis de forma dependente da dose, em comparação com os ratinhos de controlo EAC. Nos ratinhos de controlo EAC, o tempo médio de sobrevivência foi de 22±0,25 dias. No entanto, verificou-se um aumento significativo do tempo médio de sobrevivência (24±0,33, 29±0,49) com diferentes doses (100 e 200 mg/kg) de VEAE e do medicamento padrão, respetivamente.

Como se mostra na tabela 3, o conteúdo de hemoglobina nos ratos de controlo com CEA (9,8±0,02) diminuiu significativamente quando comparado com os ratos normais (12,85±0,25). O VEAE, na dose de 100 e 200 mg/kg, aumentou o teor de hemoglobina nos ratinhos portadores de CAE para 10,6±0,057 e 11,45±0,057. Também foram observadas alterações moderadas na contagem de hemácias nos ratinhos tratados com o extrato. A contagem total de leucócitos foi significativamente mais elevada nos ratinhos tratados com EAC em comparação com os ratinhos normais. Por outro lado, os ratos tratados com EEAV reduziram significativamente a contagem de leucócitos em comparação com a dos ratos de controlo. Como se mostra na tabela 3, observaram-se alterações significativas na contagem diferencial quando os ratos tratados com extrato foram comparados com os ratos de controlo EAC.

O nível de peroxidação lipídica, GSH, SOD, catalase e conteúdo proteico foram resumidos na tabela 4. A peroxidação lipídica mediada por radicais livres é considerada um mecanismo primário de destruição da membrana celular e de danos celulares. A oxidação de ácidos gordos insaturados na membrana biológica leva a uma redução da fluidez da membrana e a uma perturbação da sua estrutura e função. O malondialdeído, o produto final da peroxidação lipídica, foi também referido como sendo mais elevado nos tecidos carcinomatosos do que nos órgãos não doentes. O aumento do nível de TBARs indica uma maior peroxidação lipídica, que conduz a lesões nos tecidos e à incapacidade dos mecanismos antioxidantes para impedir a formação de radicais livres em excesso. Neste contexto, o papel ativo da GSH contra a peroxidação lipídica celular foi bem reconhecido e, por conseguinte, a redução da glutationa reduzida (GSH) pode atuar quer para desintoxicar espécies de oxigénio activadas, como o H2O2, quer para reduzir os próprios peróxidos lipídicos. No presente estudo, indicou-se que o EEAV reduziu significativamente os níveis elevados de peroxidação lipídica e aumentou o nível de conteúdo de glutatião, podendo assim atuar como agente antitumoral.

Por outro lado, a SOD é um antioxidante ubíquo que quebra cadeias e encontra-se em todos os organismos aeróbicos. É uma metaloproteína amplamente distribuída em todas as células e desempenha um importante papel protetor contra os danos oxidativos induzidos pelos ERO. O sistema de eliminação de radicais livres catalase, que está presente em todos os principais órgãos do corpo dos animais e do ser humano e está especialmente concentrado no fígado e nos eritrócitos. Ambas as enzimas desempenham um papel importante na eliminação dos ERO resultantes do processo redox dos xenobióticos nos tecidos hepáticos.[48] Foi sugerido que a catalase e a SOD são facilmente inactivadas pelo peróxido de lípidos ou pelos ERO. Em correlação, foi referido que os ratinhos portadores de EAC apresentavam uma diminuição do nível de atividade da SOD, o que pode dever-se à perda de atividade da SOD $_{Mn++}$ no fígado. Também foi relatada a inibição da atividade da catalase em linhas de células tumorais.[48] Neste estudo, a catalase e a SOD foram consideravelmente elevadas pela administração de EEAV, sugerindo que pode restaurar o nível das enzimas SOD e catalase.

VIII. RESUMO E CONCLUSÃO

As folhas e o caule de *Adiantum venustum* Don, pertencente à família Adiantaceae, foram estudados para comparar e apresentar relatórios pormenorizados sobre a fitoquímica preliminar, o isolamento de constituintes activos e o estudo farmacológico.

As folhas e o caule de *Adiantum venustum* Don, pertencente à família Adiantaceae, foram seleccionados para o nosso projeto, com base em informações etanobotânicas que revelam a sua utilização contra uma das doenças mais comuns: tumores, inflamações, constipações, dores de cabeça e também como analgésico. Esta planta está amplamente distribuída na Índia (Himalaya, Shimla, etc.) e também em Tamilnadu (Kolli Hills).

A nossa pesquisa bibliográfica revelou que não foram efectuados trabalhos biológicos sobre esta planta, especialmente sobre as folhas e o caule, alegando utilizações terapêuticas máximas. Por isso, achámos que valia a pena validar cientificamente a alegação popular da sua atividade terapêutica. Efectuámos também investigações fitoquímicas preliminares detalhadas para comprovar a sua identificação adequada e racionalizar a sua utilização como medicamento de importância terapêutica.

Estudos fitoquímicos

As folhas e o caule esmagados de *Adiantum venustum* Don foram submetidos a extração sucessiva com éter de petróleo e etanol. Os dois extractos obtidos foram submetidos a vários testes fitoquímicos, para identificar os constituintes activos, que mostraram a presença de flavonóides, terpenóides e saponinas nos extractos etanólicos e de estróides e glicosídeos no extrato de éter de petróleo, como se mostra no quadro n.º 1.

Isolamento

A identificação primária dos constituintes foi seguida por cromatografia em camada fina preparativa, em que foram recolhidos diferentes pontos para os estudos espectrais (UV, IR e massa), o que indicou que os pontos isolados com constituintes podem ser terpenóides.

ACTIVIDADES FARMACOLÓGICAS

DL50

O extrato etanólico de *Adiantum venustum* (EEAV) foi testado quanto à sua toxicidade aguda LD50 em ratos. No estudo de Toxicidade Aguda, o extrato dado de *Adiantum venustum* não mostrou qualquer mortalidade até à dose de 2000 mg / kg. O extrato mostra sedação, hipnose e propriedades relaxantes musculares ligeiras.

Atividade Anticancerígena e Antioxidante

O extrato etanólico possui uma atividade anticancerígena e antioxidante significativa em diferentes graus. Isto mostra que os terpenóides e os flavonóides presentes no extrato podem ser possivelmente responsáveis pelas actividades anticancerígenas. O extrato foi testado em dois níveis de dose diferentes para saber se dependia da dose.

Uma investigação mais aprofundada sobre as diferentes actividades biológicas desta planta com diferentes modos não só validará os tipos de actividades reivindicadas pelos médicos ayurvédicos, siddha e tradicionais, mas também trará inovação no domínio farmacêutico.

BIBLIOGRAFIA

1. Dr. C.K. Kokate, A.P. Purohit, S.B. Gokhle, "Pharmacognosy" Nirali prakashan, pune, 21 edição, set. 2002, 526, 104-108.

2. Dr. Pulok k. Mukherjee, "Quality control of herbal drugs, An approach to evaluation of botanicals", 1.ª edição, Business horizons New Delhi, 2002, 2,3,39.

3. Patwardhan B., & Hoper M., "Ayurveda and future drug development", Int. J. of Alternative complement med., 1992, 9-11.

4. Trease e Evans, "A Textbook of Pharmacognosy" 14th edition, 3,4,394,419,470.

5. Shah C.S., Quadry J.S., "A Textbook of Pharmacognry" 11th edition 1995-1996, 5.

6. Varrote Tyler-iynn, Brandy R James, Robbers, "A Textbook of Pharmacognosy" 9th edition, 3,4.

7. U.N. Brahmachari, "The role of science in recent progress of medicine", Current Science, 10 de julho de 2001, 81(1), 15-16.

8. Dr. Barnes, "An Introduction to Herbal Medicinal Products", The pharmaceutical journal, 8 de junho de 2002, vol. 268, 804.

9. Dr. Sharadini A. Dahanukar, Dr. Urmila M. Thatte "Ayurreda Revisited" popular prakashan, Bomboy, 1994, 28.

10. R.N. Chopra, I.C. Chopra, K.L. Handa, L.D. Kapur, "Indigenous Drugs of India" Editora académica, Calcutá, 1994, 9.

11. Ashutosh Kar, "Pharmacognosy and Pharmacobiotechnology" New age international publisher, New Delhi, 2003, 23.

12. F.S.K. Barar, "Essential of Pharmacotherapeutics" S. Chand and company ltd., 3rd edition, 2003, 474.

13. 5.5. Kadam, K.R. Mahadik, K.G. Bothra, "Principle of Medicinal Chemistry", Nirali prakashan, 1ª edição, 1989, vol. I, 86.

14. Wilson and Gisvold's "Textbook of organic medicinal and pharmaceutical chemistry" lupin cott publication, 11th edition, 390.

15.Gordon M. Cragg, David J. Newman "Plant as a Source of Anticancer Agents", Journal of Ethnopharmacology 2005, vol(100), 72-79.

16.Redkar R.G., e Jolly C.I. "Natural Products as Anticancer Agents" Indian Drugs, Nov. 2003, 40(11), 619-626.

17.Ciddi Veeresham e Kaleab Asres "Antioxidants of Plant Origin" Indian J. Nat. prod., Dec. 2005, 21(4), 3-5.

18.5. Khlifi, Y.El. Hachimi, A. Khalil, N.Es-Safi, A.El Abbouyi, "Efeito antioxidante in vitro do extrato hidrometanólico de *Globularia alypum* L.". Indian J. of pharmacology, agosto de 2005, 37(4), 227-231.

19.5. Khlifi, Y.El Hachimi, A. Khalil, N. Es-safi, A. Belahyan, R. Tellal, A.EI Abbouyi. "Propriedades antioxidantes in vitro do extrato hidrometabólico de *Saliva verbenaca* L.". Indian J. of pharmacology", Aug.2006, 38 (4), 276-280.

20.Naik S.R, "Antioxidants and their role in biological function: An overview". Indian Drugs, Sept. 2003, 40(9), 501-515.

21.Redkar R.G. e Jolly C.I. "Natural products as anticancer agents" Indian Drugs, Nov. 2003, 40(11), 619-626.

22.Omkar Amrite, Pallavi Bhuskat, Neha Patel e Chhaya Gadgoli "Evaluation of Antioxidant Activity of carotenoid from *Nyctanthes arbor-Tristis",* Int. J. Pharmacol. Biol. Sci., 2007, 1 (2), 57-59.

23.Chopra N. Neeraj., Alam M. Sarwar, M. Ali. Mohammed, Niwa Masatake, "Isolamento e caraterização de dois novos triterpenos de *adiantum venustum[1] "*. Jornal Indiano de Química, sec. B: química orgânica incluindo química medicinal, 2000; 40 B (4), 350-353.

24.Chopra N., Alam M., Sarwar Ali M., Niwa N., "A new lanostane triterpenic ether from *adiantum venustum""*. Pharmazie, 2000, 55(7), 538-539.

25.M. Sarwar Alam, Neeraj Chopra, Mohammad Ali, Masatake Niwa, "Normethyl pentacyclic and lanostane type triterpenes from *Adiantum venustum""*,.Phytochemistry, 2000, 54(2), 215-220.

26.Chopra N., Alam M., Sarwar Ali M., Niwa M., "A novel tirucallene triterpene from *Adiantum venustum*", Pharmazie, 1997, 52(5), 412413.

27.Jayanta Banerjee, Gitali Datta, C.P. Datta, Tadashi Eguchi, Yoshinori Fujimoto e Katsumi Kakinuma, "Fern-9(11)-en-25-oic acid, a triterpene from *Adiantum venustum.*"" Phytochemistry, 1991, 30(10), 3478-3480.

28.Rangaswami, Srinivasa, Iyer, R. Thanu. "Chemical examination of *Adiantum venustum*" Current science, 1967, 36(4), 88-89.

29.Zaman A., Prakash A., Berti G., Bottari F., "Novo cetol nortriterpenóide de duas espécies de *Adiantum*". Tetrahedron Letters, 1966, (33), 3943-3947.

30.Alam M.S., Chopra N., Ali M., Niwa M., "Normethyl pentacyclic and lanostane type triterpenes from Adiantum venustum." Nova Deli, Índia, "Phytochemistry", 2000, 54(2), 215-220.

31.Chopra N., Alam M.S., Ali M., Niwa M., "A new lanostane triterpenic ether from *Adiantum venustum*." Die pharmacie, 2000, 55(7), 538-539.

32.Kirtikar K.P., Basu B.D., "Indian Medicinal plants", Ilnd edition, 1935, vol IV, 2738-2739.

33.Natkarni's K.M., "Indian Materia Medica", popular book Depot, 1976, vol. I, 44.

34.Ambarta S.P., "The Useful plants of India" publicação e informação Direção, CSIR, Nova Deli, 1986, 15.

35.Harbone J.B., "Phytochemical Method, A Guide to modern techniques of plant Analysis", 3rd edition, springer (Indian) pvt. ltd., New Delhi, 2005, 5-16, 22.

36.Krishnaswamy N.R. "Chemistry of Natural products, A laboratory hand book", 1st edition, Universities press India (pvt.) Ltd, Hyderabad, 2003, 15, 26-30, 70-73, 87-88.

37.Dr. Mohammad Ali, "Objective type pharmacy", 2nd edition, Birla publication, Delhi, 2000-2001, 567-568.

38.Khandelwal K.R., Kokate C.K., Pawar A.P., Gokhle S.B., "Practical pharmacognosy Techniques and Experiments" 3rd edition, Nirali prakahan, pune,

1996, 165-166.

39. Gurudeep R. Chatwal, Sham K. Anad, "Instrumental methods of chemical Analysis" 5th edição revista, Himalaya publishing house Mumbai, 2003, 2.567.

40. Dr. A.V. Kasture, Dr. S. G. Wadodkar, Dr. K.R. Mahadik, Dr. H.N. More, "pharmaceutical Analysis" 9th edition, Nirali Prakashan pune, 2003, vol. II 16.

4 1. Stahl E, "Thin layer chromatography, A laboratory handbook", 2nd edition, springer pvt. Ltd., 1969, 694.

4 2. Teresa kowalska, Joseph Sharma, "Preparative Layer Chromatography", chromatographic science series, vol. 95, 4

4 3. Silverstain R.M., Bassler G.C., "Spectrophotometric identification of organic compound", 5th edition. John Willey and son's Inc. Newyork, 43.

44. Dyer J.R. "Application of Absorption spectroscopy of organic compounds", prentice- Hall, Inc. Londres, 1965.

45. Edmond de Hoffmann e Vincent Stroobant, "Mass spectrometry, principles and applications" 2nd edition, John Willey and son's Ltd. Inglaterra, 2001.

46. Beckett A.H., Stenlake J.B., "Practical pharmaceutical chemistry" 3rd edition, CBS Publisher & Distributors, 1986, vol. II. 37,97.

47. Kulkarni, S.K., In; Hand Book Of Experimental Pharmacology, 1st Edn., Vellabh Prakashan., Delhi., 1987, 88-90.

48. Ghosh, M.N., In; Fundamental of Experimental Pharmacology, 3rd Edn., Hilton & Co., Kolkatta, 2005, 196

49. Malaya Gupta, Upal Kanti Mazumdar, Thangavel Sivakumar, Periyasami, Gomathi, e Ramnathan Sambathkumar. "Antioxidant and Hepatoprotective effects of *Bauhinia racemosa* against paracetamol and carbon tetrachloride induced liver damage in Rats" Iranian Journal of pharmacology and therapeutics, Jan. 2004, 3(1).,12-20.

50. T. Sivakumar, R. Sambathkumar, P. Perumal, MLM. Vamsi, P. Sivakumar, R. Kanagasabai, M.V. Baskaran, Subhas S. Karki, UK Mazumdar, e M. Gupta,

"Atividade antitumoral e antioxidante de *Bryonia laciniosa* contra o carcinoma de ascite de Ehrlich em ratos albinos suíços", Farmácia Oriental e Medicina Experimental 2005, 5(4), 322-330.

51.   K. Kavitha, S. Manoharan, "Anticarcino genic and antilipidperoxidative effect of *Tephrosia purpurea* (Linn). Pers, no carcinoma da bolsa bucal de hamster induzido por 7,12- dimetilbenz (a) antraceno (DMBA)", Indian J. Pharmacol, junho de 2006, 38(3), 185-189.

52. B. Rajkapoor, B. Jaykar, N. Murugesh, "Antitumor activity of *Indigofera aspalathoides* on Ehrlich ascites carcinoma in mice", Indian J. pharmacol, Feb. 2004, 36(1), 38-40.

53. B.M. Nicol, S.B. Prasad "The effect of cyclophosphamide alone and in combination with ascorbic acid against murine ascites Dalton's lymphoma", Indian J. pharmacol. agosto de 2006, 38(4), 260-265.

54. Malaya Gupta, Upal Kanti Mazumdar, Ramnathan Sambathkumar. sssThangavel Sivakumar, "Antitumor activity and antioxidant role of *Bauhinia racemosa* against Ehrlich ascites carcinoma in swiss albino mice", Ata pharmacologica sinica, Aug 2004, 25(8), 10701076.

55. J.A. Khanam, S.P. Bag, B.Sur, P. Sur, "Antineoplastic activity of copper benzohydroxamic and complex against Ehrlich ascites carcinoma (EAC) in mice", Indian J. Pharmacology, 1997, 29(3). 157-161.

5 6. Ojha S.K. Nandare M., Kumari S., e Arya D.S., "Antilipid peroxidative and free radical scavenging activity of *Tribulus terrestris*", Indian drugs, Feb. 2006, 43(2), 136-140.

57. Kakali De, K. Roy, A. Saha, Chandana Sengupta "Hydrocortisone - induced lipid peroxidation and its inhibition with various antioxidants", Indian Journal pharm. Sci., 2001, 63(5), 379-385.

58. J. Patockova, M. Krsiak, P. Marhol, E. Tumova, "Cerebrolysin Inhibits lipid peroxidation induced by Insulin Hypoglycemia in the Brain & Heart of Mice".

Physiol. Res. , 2003, 52, 455-460.

59. T.B. Ng, W.Gao, L.Li, S.M. Niu, L. Zhao, J. Liu, L.S. Shi, M. Fu, e F. Liu, "Rose *(Rosa rugosa)* - o extrato de flores aumenta as actividades das enzimas antioxidantes e a sua expressão genética e reduz a peroxidação lipídica". Biochem. Biol. celular, 2005, 83, 78-85.

60. Arun Ray, Susri Ray Chaudhari, Biswajit Majumdar & Sandip K. Bandyopadhyay "Antioxidant Activity of Ethanol Extract of Rhizome of *picrorhiza kurroa* on Indomethacin", Indian journal of clinical Biochemistry, 2002, 17(2), 44-51.

61. P.C. Jocelyn, "The effect of glutathione on protein sulphydryl groups in Rat - liver homogenates" Biochem. J., 1962, 85, 480-485.

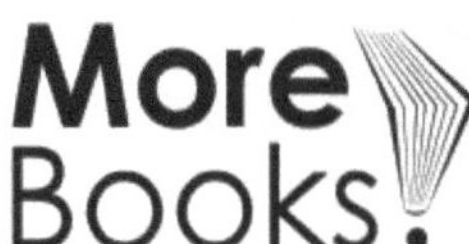

More
Books!

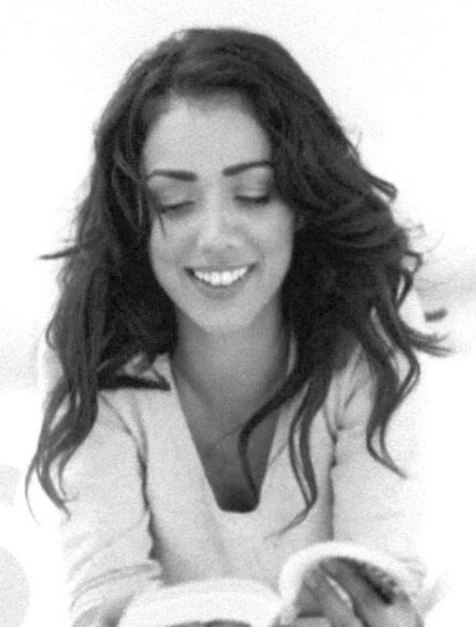

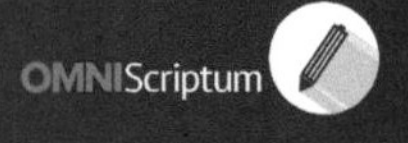

info@omniscriptum.com
www.omniscriptum.com
OMNIScriptum

Printed by Books on Demand GmbH, Norderstedt / Germany